ドラキュラ女子のための

貧血ケア手帖

オトナ女子の貧血をたっぷり血液に

ナビタスクリニック新宿・貧血外来
濱木珠恵 著

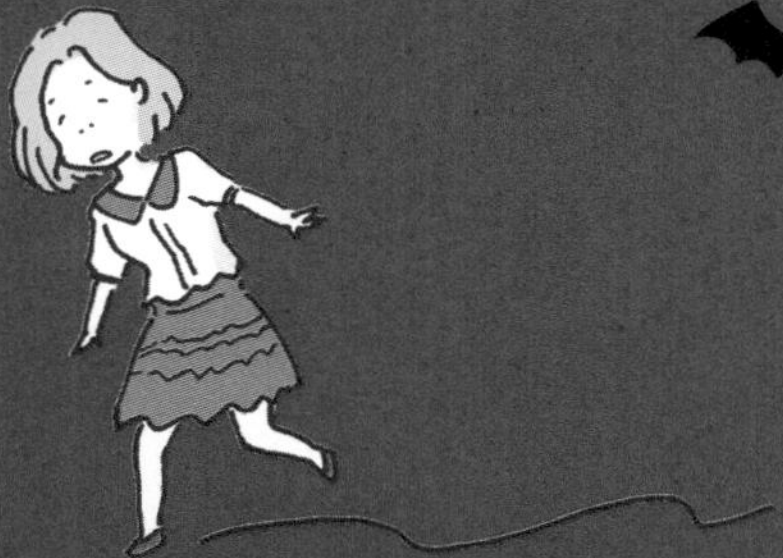

健康美人シリーズ

はじめに

なんとなく毎日疲れ気味。
私、体力ないのかな。
そういえば健康診断で貧血って言われたけど、
日常的に困ってるわけじゃない。
お出かけから帰ってきたあとはちょっとぐったりしちゃうけど、
きっとみんなもそうだよね。
これくらいのだるさは当たり前、気にするほどじゃないって思ってた……。

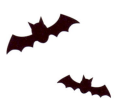

実はけっこうな貧血があるのに、
こう言っている女子が案外と多くてびっくりします。
もしも、そのだるさが貧血からくるものだったら、
放置して、体調をさらに落としておくなんてナンセンスです。
オトナ女子の貧血のほとんどは鉄分不足からくるもの。
きちんと対応すればしっかり改善させることができるのに、

治さないなんてもったいない！
現代社会に生きるオトナ女子は、日々のめまぐるしい生活のなかで、
ジェットコースターのように
体調も感情も激しく浮き沈みさせながら過ごしがち。
加えて、月経周期や人間関係、生活リズムの乱れに気圧の変動など、
さまざまなものに影響を受けやすくなっています。
そこにわざわざ自分からハンディを背負う必要はありません。

自分が感じている以上に、体はひそかにがんばっていることに、
気づいてあげてください。

自分の体をきちんとケアしてあげられたら、
日常がすごく楽になるかもしれません。

ナビタスクリニック新宿・貧血外来
濱木珠恵

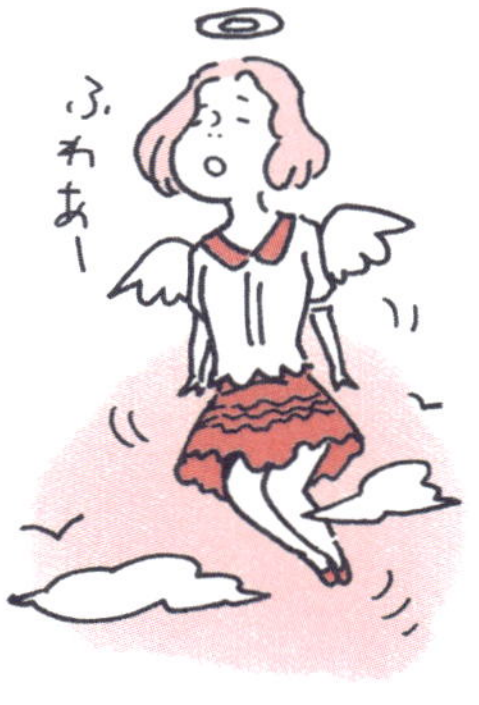

貧血で血が足りないオトナ女子＝ドラキュラ女子が急増中!?
あなたの抱えている不調、実は貧血が原因かも！

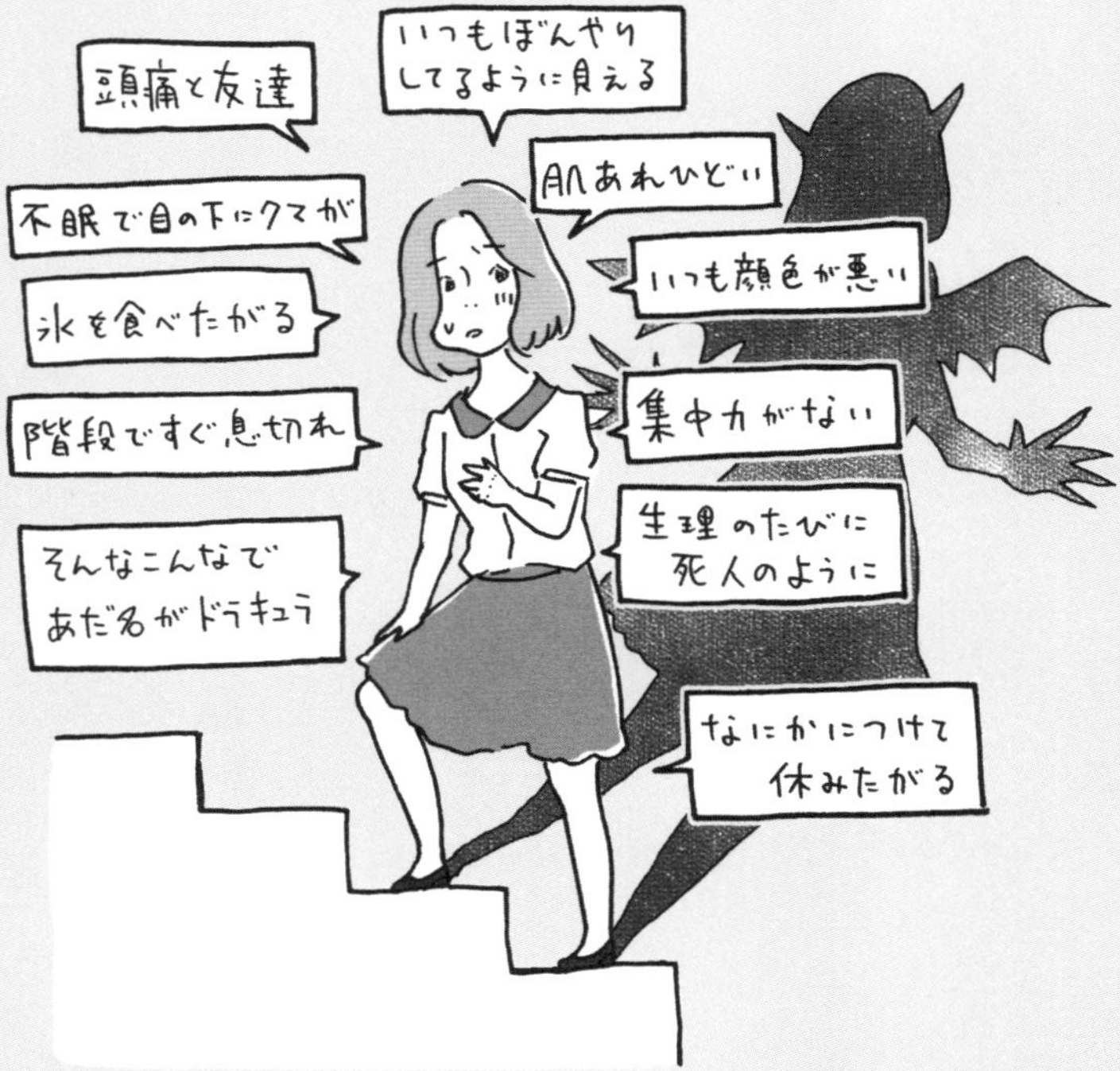

いつもぼんやりしてるように見える
頭痛と友達
肌あれひどい
不眠で目の下にクマが
いつも顔色が悪い
氷を食べたがる
集中力がない
階段ですぐ息切れ
生理のたびに死人のように
そんなこんなであだ名がドラキュラ
なにかにつけて休みたがる

だるい、疲れやすい、眠れない、頭が痛い、食欲がわかない——。普段なにげなく感じている不定愁訴。「トシだから〜」「仕事が忙しいから〜」「寝不足だから〜」と言い訳をして放置していませんか？

オトナ女子が感じやすい不調の裏には〝貧血〟という黒幕が潜んでいるかもしれません。実はオトナ女子で貧血を抱えている割合は5人に1人。そのうちの25％は重度の貧血といわれるほど、身近にある問題なのです。たかが貧血、されど貧血。まずは気になる不調をチェックして、知らず知らずのうちに貧血に陥っていないか、日々の生活を振り返ってみましょう。

こんな兆候があれば要注意！

貧血チェックリスト

- □ ①疲れやすい。眠っても疲れがとれない
- □ ②階段で息切れする
- □ ③爪が弱くなり、割れる、へこむ
- □ ④顔色が悪いと言われる
- □ ⑤飲み物などに入っている氷を食べてしまう
- □ ⑥生理のときの出血量が多い
- □ ⑦胃の切除の経験がある
- □ ⑧食事の偏りがある。肉を食べることが少ない

①～④　2つ以上該当すれば貧血の可能性が高いといえます。
⑤～⑧　貧血がリスクファクターとして起こることがあります。

詳しい内容については、1章からの本編へ。

もくじ

2章 あなたの隣にもドラキュラ女子が……39

3章 脱ドラキュラ女子への道……77

4章 知っておきたい貧血のメカニズム……125

⚠
- 本書に書いてある内容は、体質や生活スタイルによって、効果の出方は異なります。
また、すべての人に効果があるとは限りません。
- 体に合わない、異変が現れたといった場合は、ただちに中止して、すぐに病院を受診してください。

この本の使い方

この本は、貧血によって起こりうるさまざまな体の不調から、貧血だとわかった
ドラキュラ女子たちを体験談風な漫画を交えながらキャラクター化して、
それぞれの自覚症状に合ったおすすめの貧血ケアのコツを紹介しています。

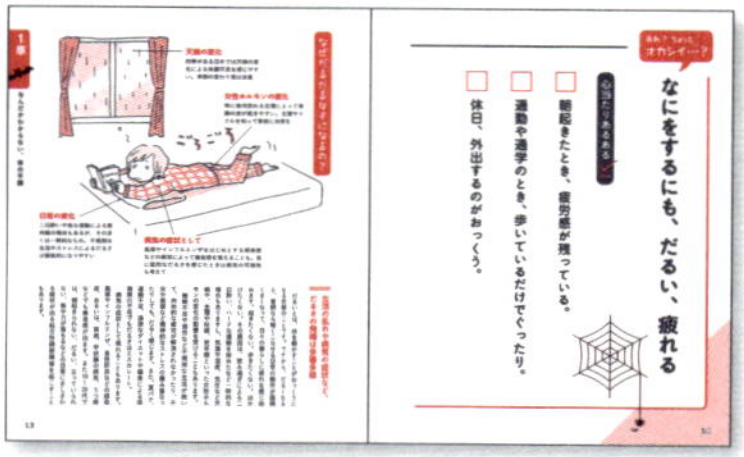

1章

日頃オトナ女子が感じやすく、貧血が原因の可能性がある不快症状を挙げています。まずは心当たりがあるか、チェックをしながら今の自分のコンディションを自覚してみましょう。

↓

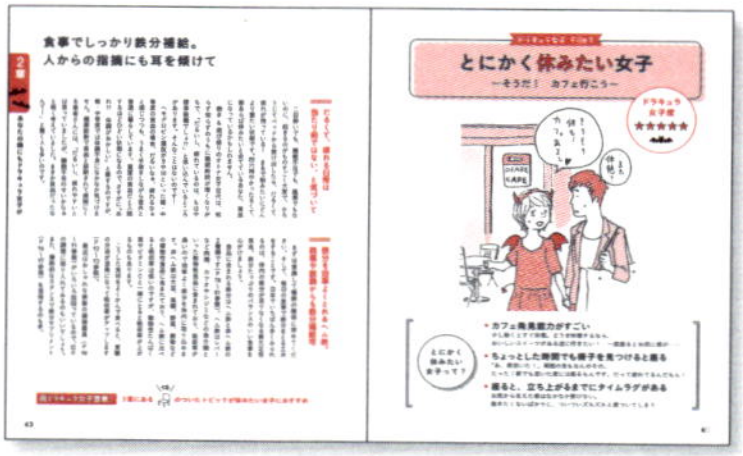

食事でしっかり鉄分補給。
人からの指摘にも耳を傾けて
とにかく休みたい女子
〜そうだ！ カフェ行こう〜

2章

1章で感じた自覚症状の原因が、実際に貧血だったドラキュラ女子たちを紹介しています。ドラキュラ女子のエピソードを読みながら思い当たるフシがないか振り返ってみましょう。

↓

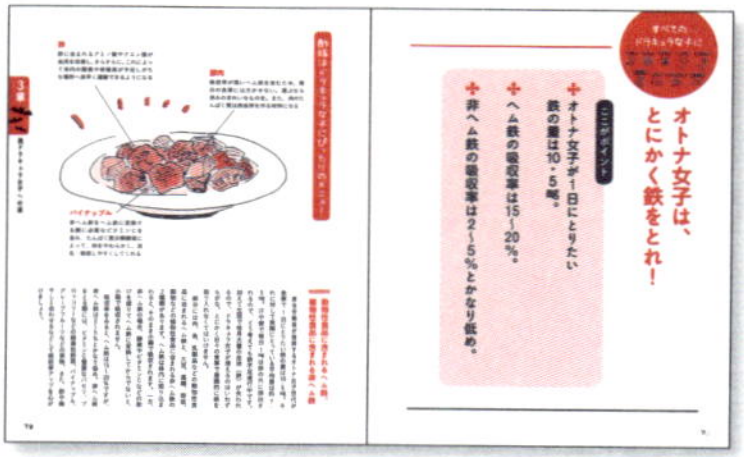

オトナ女子は、とにかく鉄をとれ！
オトナ女子が1日にとりたい鉄の量は10・5㎎。
ヘム鉄の吸収率は15〜20%。
非ヘム鉄の吸収率は2〜5%とかなり低め。

3章

ドラキュラ女子たちにおすすめしたい貧血ケアのコツを2ページずつ見開きごとに紹介しています。右上にアイコンで、どのドラキュラ女子におすすめなのかがわかるようにしていますので、ぜひ取り入れてみてください。

- 上記3章のほか、4章で貧血のメカニズムについて解説しています。オトナ女子の貧血のおもな原因は鉄不足といわれていますが、それ以外の治療が必要な貧血など、基礎知識を載せていますので、参考にしてみてください。
- 本書に書かれている内容は、体質や生活スタイルによって結果の出方が異なります。試してみて体に異常が出た場合はただちに中止して、すぐに病院を受診してください。
- 紹介しているドラキュラ女子のキャラクターの描写には多少の脚色があります。

1章

なんだかわからない、体の不調

「疲れやすい」「息切れする」「眠れない」──。
あなたが普段なにげなく感じている不調。
仕事に家事に毎日忙しくて、ついつい
そのままにしてはいませんか？
まずは今のあなたの体の悲鳴を聞いてみましょう。

あれ？ちょっと
オカシイ…？

なにをするにも、だるい、疲れる

心当たりあるある Check

- □ 朝起きたとき、疲労感が残っている。
- □ 通勤や通学のとき、歩いているだけでぐったり。
- □ 休日、外出するのがおっくう。

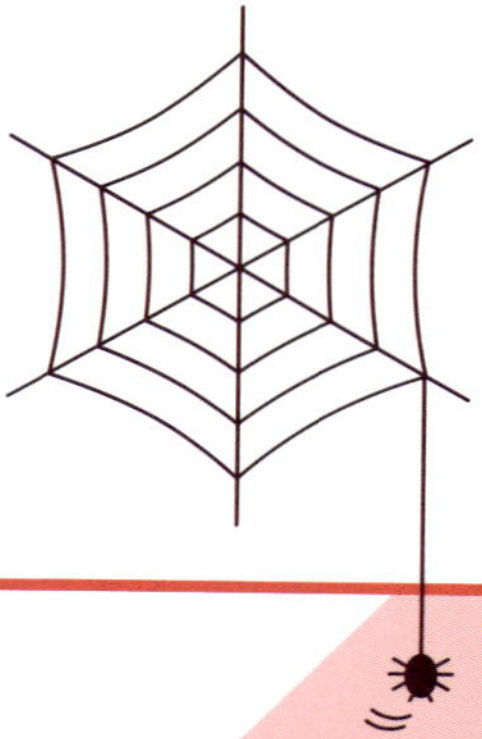

なぜだるだる女子になるの？

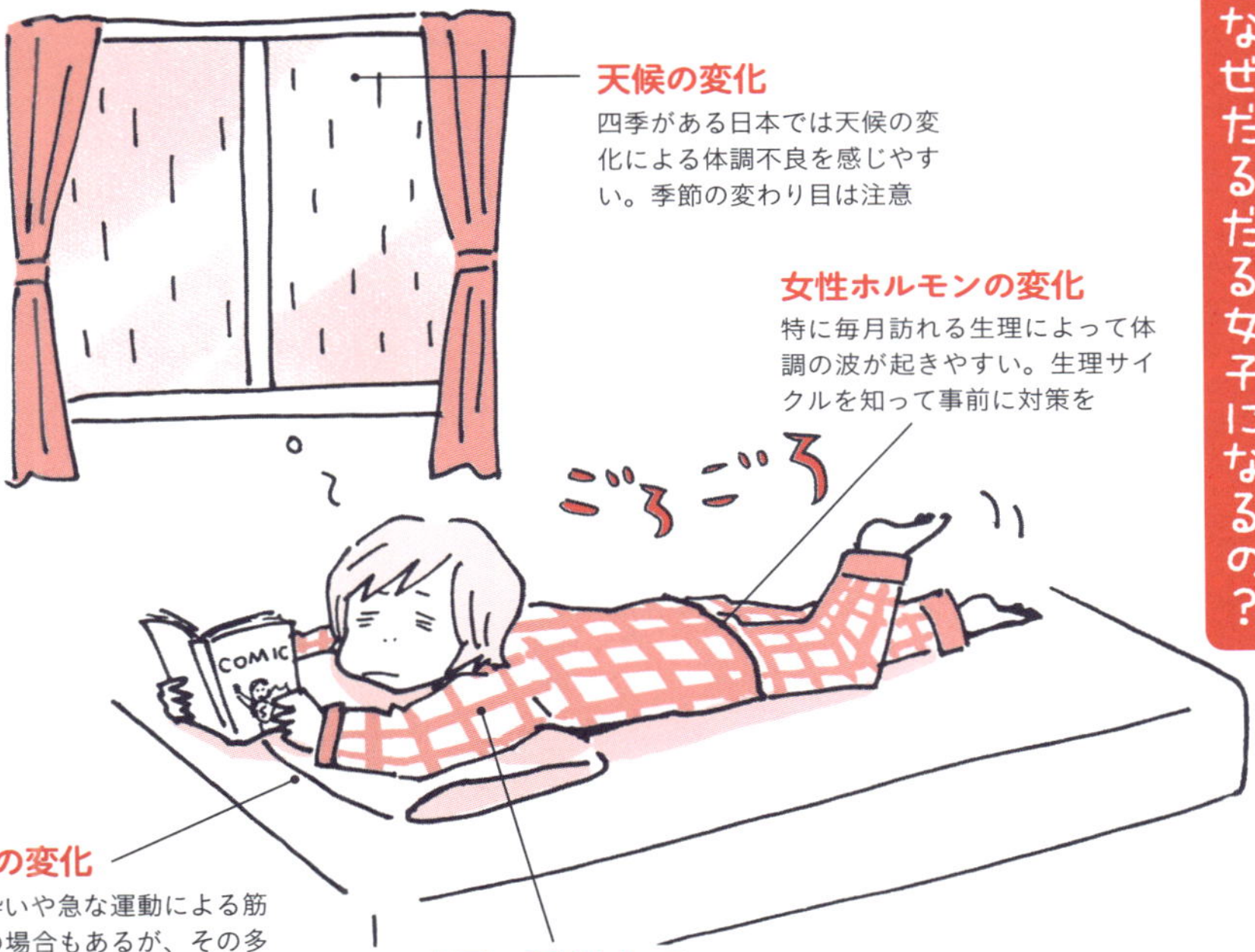

天候の変化
四季がある日本では天候の変化による体調不良を感じやすい。季節の変わり目は注意

女性ホルモンの変化
特に毎月訪れる生理によって体調の波が起きやすい。生理サイクルを知って事前に対策を

日常の変化
二日酔いや急な運動による筋肉痛の場合もあるが、その多くは一時的なもの。不規則な生活やストレスによるだるさは慢性的になりやすい

病気の症状として
風邪やインフルエンザをはじめとする感染症などの病気によって倦怠感を覚えることも。急に猛烈なだるさを感じたときは病気の可能性も考えて

生活の乱れや病気の症状など、だるさの発端は多種多様

だるいとは、体を動かすことがおっくうになる状態のことです。ですから、だるくなると、普段なら軽くこなせる日常の動作が面倒くさくなって、日々の暮らしに疲れを感じ始めます。起きたくない。歩きたくない。出かけたくない。その原因は、飲み過ぎによる二日酔い、ハードな運動を始めたなど一時的な場合もありますし、気温や湿度、気圧など天候や、生理や妊娠、更年期といった女性ホルモンの変化の影響を受けることもあります。

睡眠不足や過労など不規則な生活が続いて、肉体的な疲労が解消されなかったり、不安や緊張など精神的なストレスの積み重なったりしても、だるく感じます。また、夏バテ、運動不足、過激なダイエットや偏食による栄養素の不足でもだるさはエスカレート。

病気の症状として現れることもあります。風邪やインフルエンザ、急性肝炎などの感染症、あるいは、貧血、甲状腺の病気、うつ病などでも倦怠感が出ます。また10～20代では、朝起きられない、だるい、立っていられない、集中力が落ちるなどの日常にさしさわる症状が出る起立性調節障害を起こすこともあります。

あれ？ ちょっと
オカシイ…？

階段や坂道で、息切れする

心当たりあるある

Check

- □ 階段をのぼると、息が上がる。
- □ 坂道を歩くと、浅くて早い呼吸になる。
- □ なかなか息が整わない。

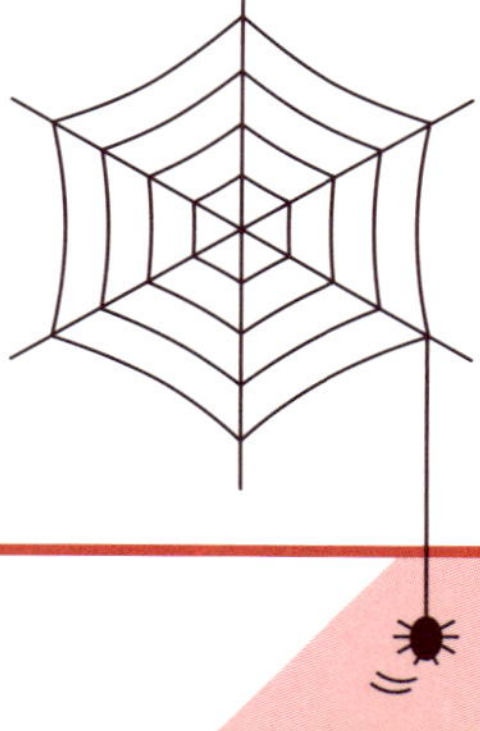

血管内ではこんなことが起こっている

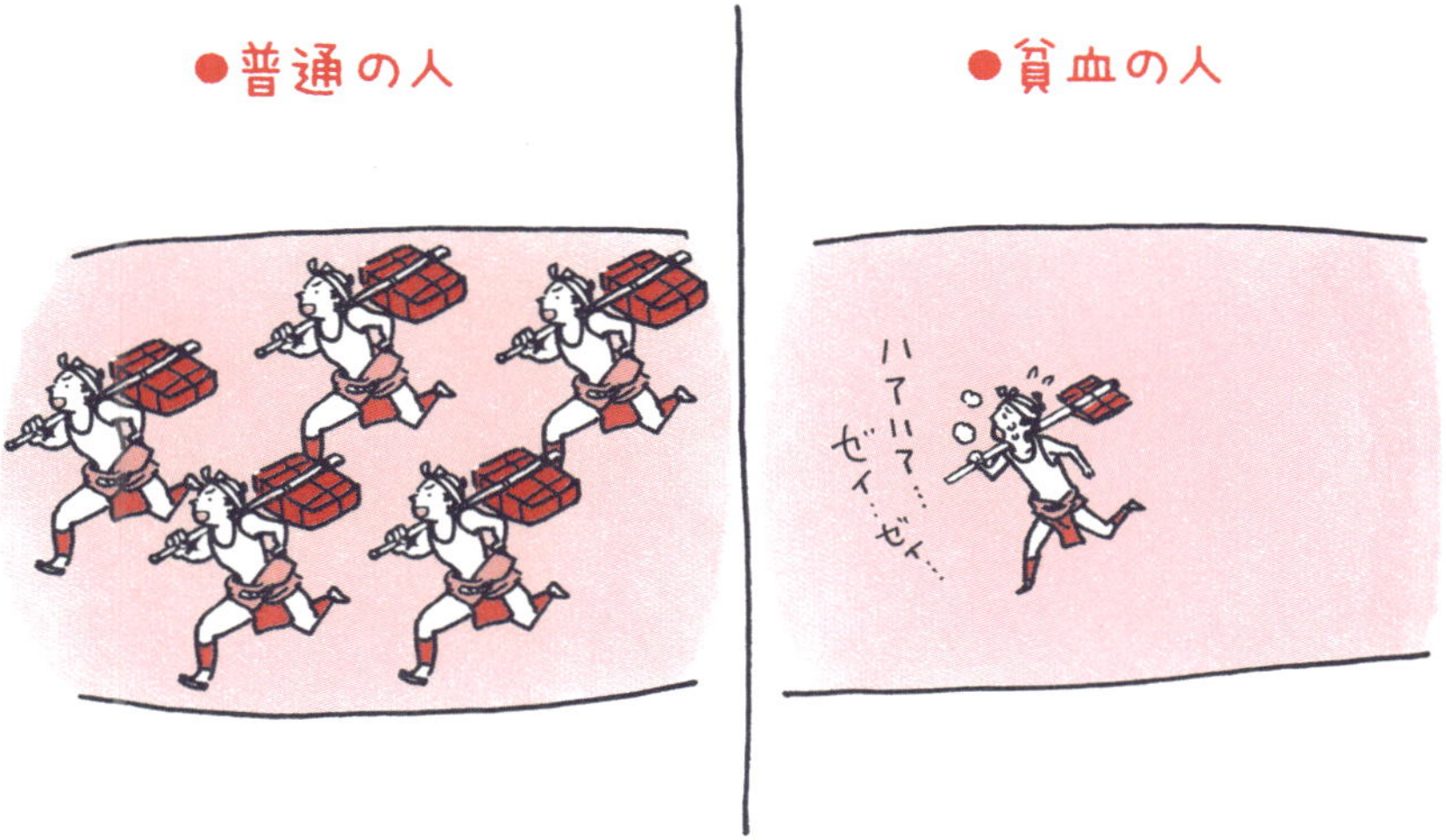

血液が足りている健康な人は、たくさんの赤血球が体に十分な酸素を運んでくれる

貧血の人は、酸素の運び屋である赤血球が人手不足で元気もないため、すぐに酸素不足で息切れに

体の酸欠で起こる息切れは肺や心臓の異常サイン？

誰でも激しい運動をすれば息が切れますが、それは体が酸欠状態に陥っているから。もっとたくさん酸素が欲しいのに供給が間に合わないので、呼吸回数を増やして酸素不足を補っているのです。そんなときは深呼吸をしてしばらくすると落ち着きますから、病気ではありません。

一方で、階段や坂道をのぼるときのほか、平坦な道を歩くだけでも、息切れしたり、他の人よりもすぐに苦しくなったりすることをくり返すなら、病的かもしれません。たとえば気管支喘息や肺炎などの呼吸器系の病気、心不全などの心臓の病気では、動くと息切れしやすくなります。また、貧血でも赤血球が十分な酸素を運べなくなるので、すぐにハーハーと息が切れます。回復するのにも時間がかかってしまう可能性が。

極度の不安や緊張などがきっかけで起こる過換気症候群では、必要以上の回数の換気をくり返す過呼吸になって体内がアルカリ性に傾いてしまい、息苦しさやしびれを感じる病気です。意識的に呼吸を整えれば2〜3分で、一般的には数時間以内で自然に軽くなったり治ったりします。

あれ？ ちょっと
オカシイ…？

疲れているのに、眠れない

心当たりあるある Check

- □ 寝つくまでに時間がかかる。
- □ 夜中に何度も目が覚める。
- □ たっぷり眠ったのに、寝た気がしない。

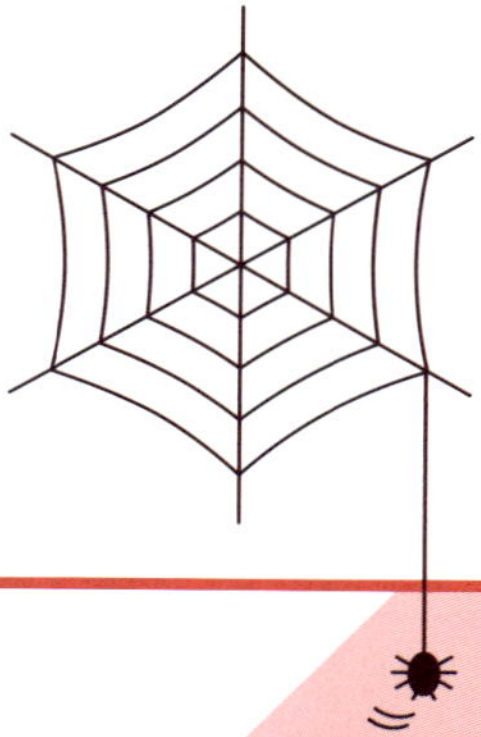

もしかしてこんな環境で眠っていない？

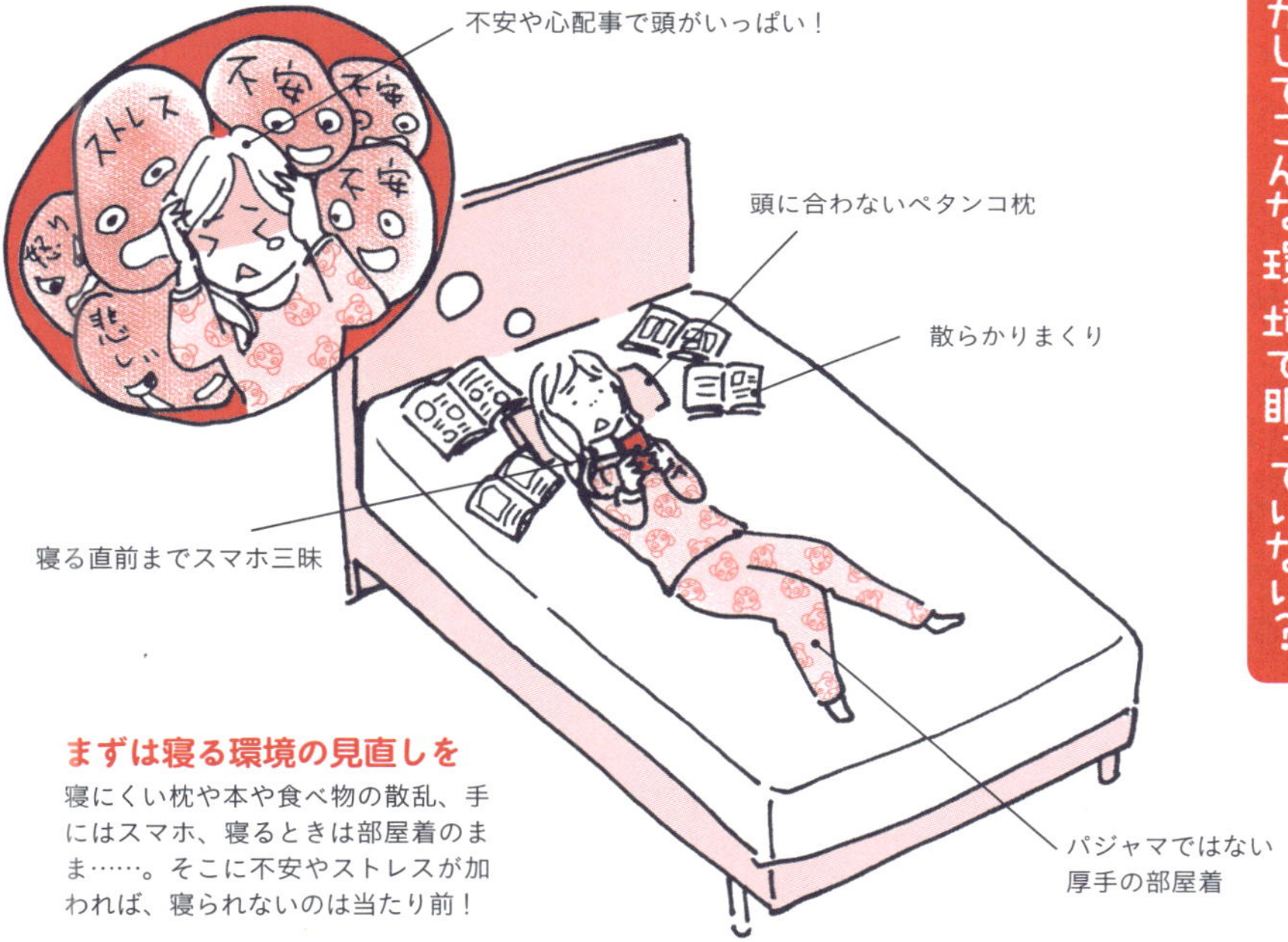
不安や心配事で頭がいっぱい！
ストレス
不安
不安
不安
怒り
悲しい
頭に合わないペタンコ枕
散らかりまくり
寝る直前までスマホ三昧
パジャマではない
厚手の部屋着

まずは寝る環境の見直しを

寝にくい枕や本や食べ物の散乱、手にはスマホ、寝るときは部屋着のまま……。そこに不安やストレスが加われば、寝られないのは当たり前！

眠れない原因は日常にゴロゴロ転がっている

一睡もできないわけではないけれど、満足のいく眠りが得られなかったと不満を感じることがあります。寝つきが悪かったり、眠りが浅くて夜中に何度も目覚めたり、十分寝たはずなのに起きたとき疲れが残っていたりすると、それは熟眠感が得られていない状態です。時差ボケがある、旅先の枕が合わない、寝室の環境が悪い、パジャマに着替えない、寝酒や寝煙草、深夜に飲食する習慣がある、寝床でスマホをいじるなど、眠りを妨げる原因は日常生活にゴロゴロ転がっています。ルーティンな生活習慣がきっかけになっている場合、そのせいで眠れなくなっているとは自覚しにくいでしょう。

最近では医師や看護師、介護福祉士など交代勤務や深夜勤務をする人によくみられる交代勤務睡眠障害が、疲れているのに眠れない現代病のひとつとして社会問題にもなっています。

また、精神的なストレスも大きな要因です。悩みがあると布団に入っても気になってなかなか寝つけません。心が緊張していると体もガチガチに緊張して自律神経のバランスが崩れ、不眠症になってしまうこともあります。

あれ？ ちょっと
オカシイ…？

めまいでグルグル、フワフワする

心当たりあるある Check

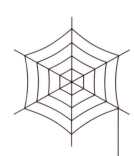

□ あなた自身や目の前の景色が、グルグルと回って見える。

□ 足元がフワフワとふらついて、まともに歩けない。

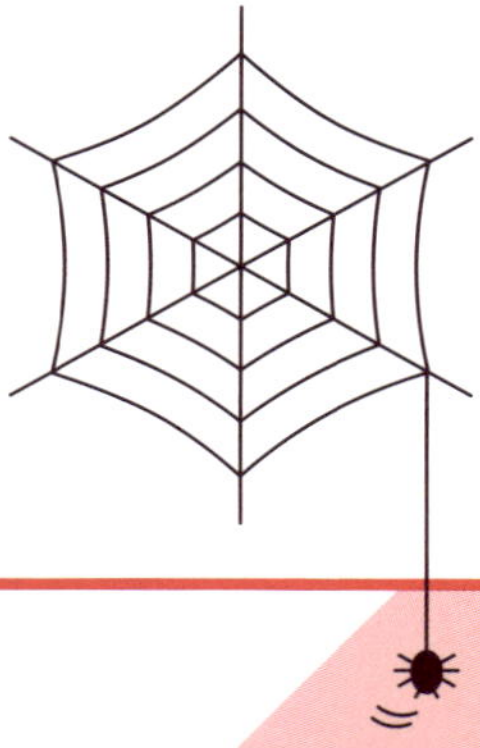

めまいの自覚症状はいろいろ、原因もさまざま

●グルグル回る

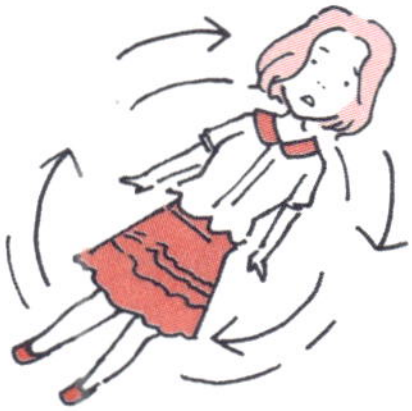

平衡感覚を司る耳の器官のトラブルがおもな原因

●ふわふわした感じ

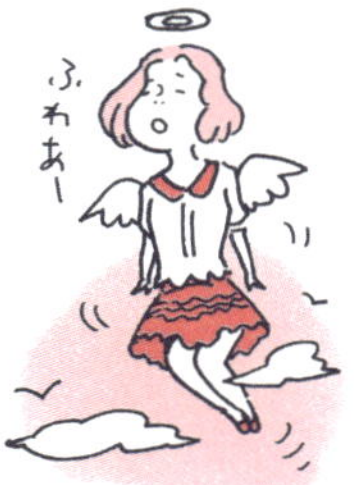

貧血や脳、神経に問題が生じることで起こる

●立ちくらみ

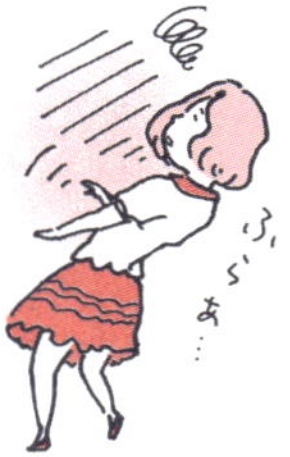

脳に酸素がいかないことで起こる起立性低血圧に多い

●手足のしびれ ろれつが回らない

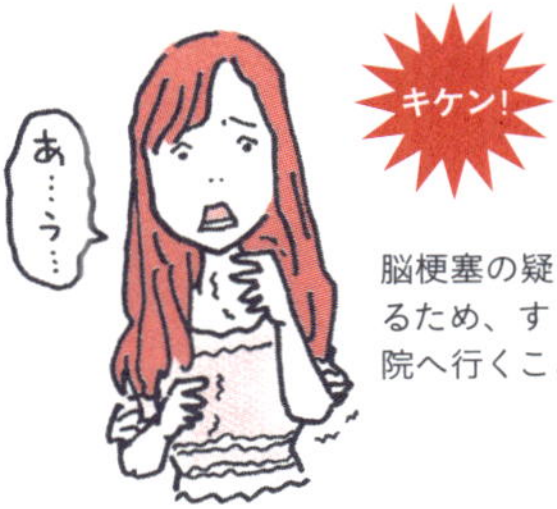

脳梗塞の疑いがあるため、すぐに病院へ行くこと！

●足元がふらつく

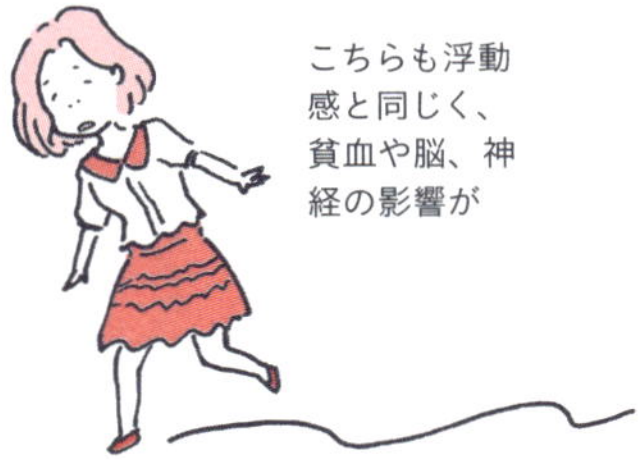

こちらも浮動感と同じく、貧血や脳、神経の影響が

耳が原因のグルグルめまい、脳が原因のフワフワめまい

筆舌に尽くしがたい苦しさがあるめまいには、グルグルと回転する、フワフワと浮動するなどいろいろなタイプがあります。

あなた自身や目の前の景色がグルグルと回っているように感じるめまいは、平衡感覚を司る耳の器官のトラブルがおもな原因。代表的なのは良性発作性頭位めまいで、寝たり起きたり、下を向いたりという動作で30秒～1分のめまいを感じます。またオトナ女子世代にも増えているメニエール病は日常生活のなかで突然起こり、めまいに加えて耳鳴りと難聴が出ることもあります。

一方、足元がフワフワとふらついてまともに歩けない、雲の上を漂っている感じがする浮動感のあるめまいは、貧血、脳や神経の問題に伴って起こります。そうしためまいばかりでなく、手足のしびれやろれつが回らないなどの症状も併発したら、脳梗塞の疑いも。また、目の前が突然真っ暗になって立ちくらみが起こり、立っていられずバタンと倒れてしまうのは起立性低血圧（脳貧血）です。

どのタイプにせよ、転倒して頭を打つと大変なので、めまいが起きたらいったんその場に座り込んで落ち着くまで待ちましょう。

あれ？ ちょっと
オカシイ…？

顔色は悪いし、髪は抜けるし、爪の形もヘン！

心当たりあるある Check

- □ 顔色が青白かったり、ドス黒かったりする。
- □ ブラッシングしていると、ごっそり髪の毛が抜ける。
- □ 爪が薄くて割れやすく、スプーンみたいにへこんだ形になる。

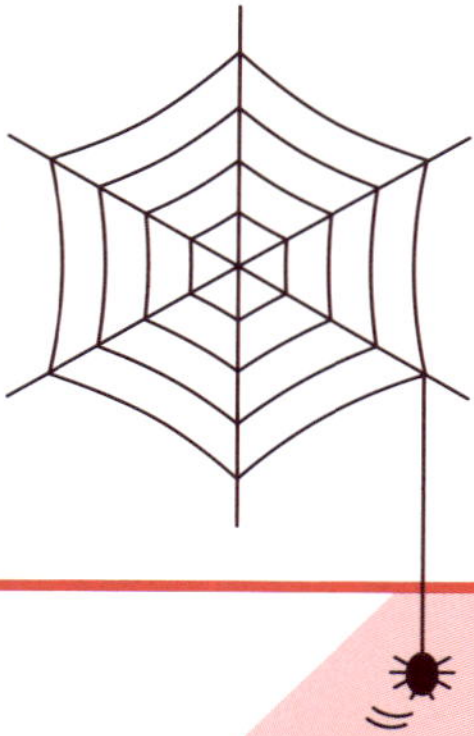

血めぐりが悪いと女子力も低く…？

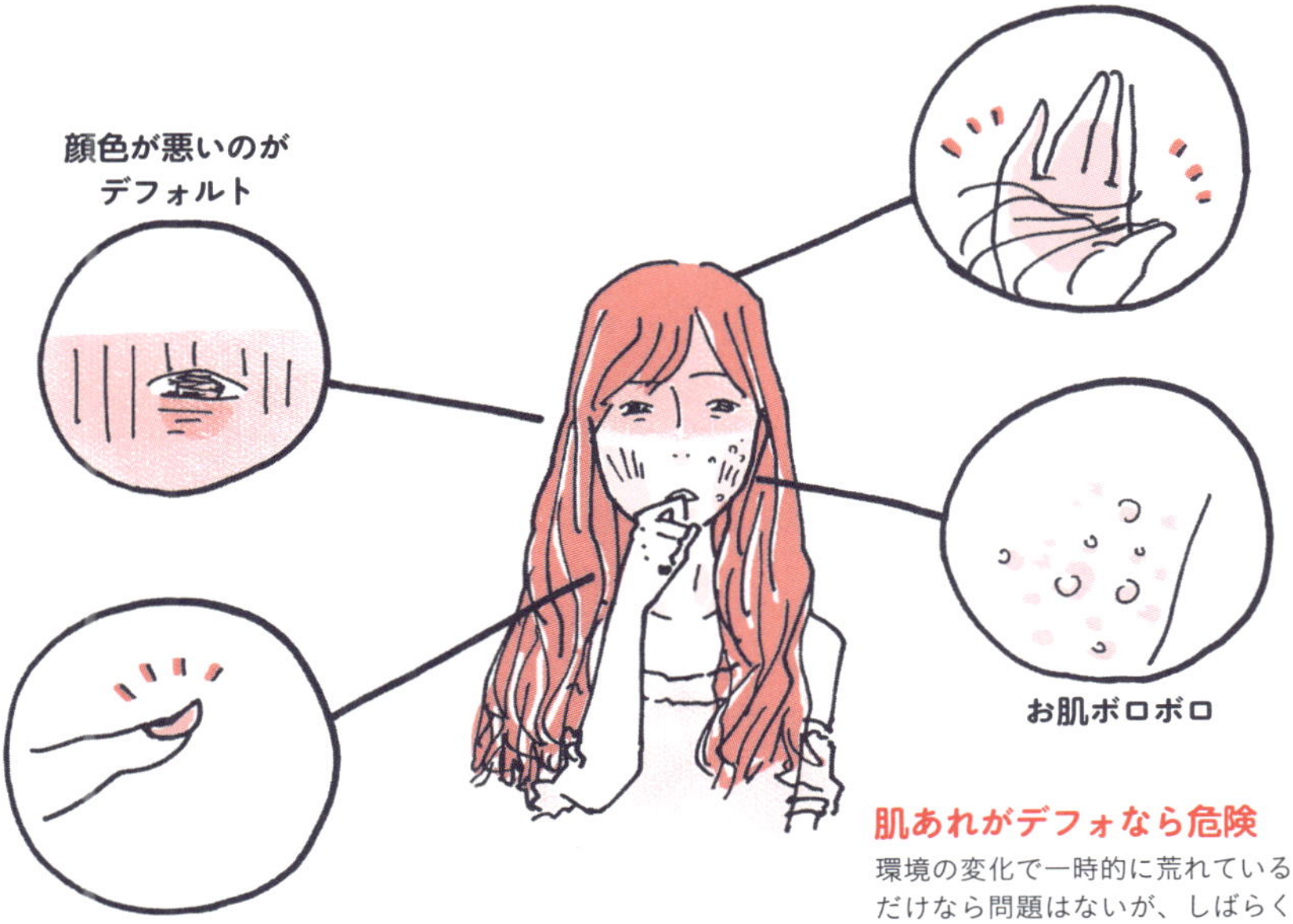
抜け毛がひどい
顔色が悪いのがデフォルト
お肌ボロボロ
スプーンネイル

肌あれがデフォなら危険

環境の変化で一時的に荒れているだけなら問題はないが、しばらく続くようなら貧血や低体温など根本的な原因の可能性が。まずは鏡で自分をチェックしてみよう

青白い顔にドス黒い顔、抜け毛ごっそり、爪は反り返る

色の白いは七難隠すと言いますが、幽霊みたいに青白い顔や、いかにも疲れきった目の下のクマは、それだけで好感度下げまくりです。貧血や低体温などで血めぐりが悪くなって、体に十分な酸素や栄養素がいきわたらなくなると、顔色はてきめんにくすみ出します。新陳代謝も鈍くなるので、肌はゴワついてみずみずしさを失い、女子力はどんどん急降下します。肝臓や腎臓などの働きが落ちても顔色が悪くなることがあります。

　さらに、抜け毛が増えたり、爪の状態が劣化したりというトラブルはありませんか。月経不順や妊娠、出産といった理由に伴う女性ホルモンの変化で、抜け毛や爪の変化が起きます。女性の抜け毛は男性のように生え際や頭頂部を中心とするのではなく、全体的にボリュームダウンします。ですから、ブラッシングのあとブラシに抜けた髪の毛がごそっと絡まってくるように、抜け毛の量が増えるのです。また、爪にも注意。鉄欠乏性貧血があると、爪が弱って、薄く割れやすくなったり、ひどくなると中央部分がへこんで先が反り返るスプーンネイルになったりします。スプーンネイルは貧血の証ともいえる症状です。

あれ？ ちょっと
オカシイ…？

しょっちゅう頭が痛くなる

心当たりあるある
Check

- □ 頭の片側あるいは両側が、ズキンズキンと脈打つように激しく痛む。
- □ 頭全体がギューッと締めつけられるように痛む。
- □ いつもなんとなく頭が重くて、スッキリしない。

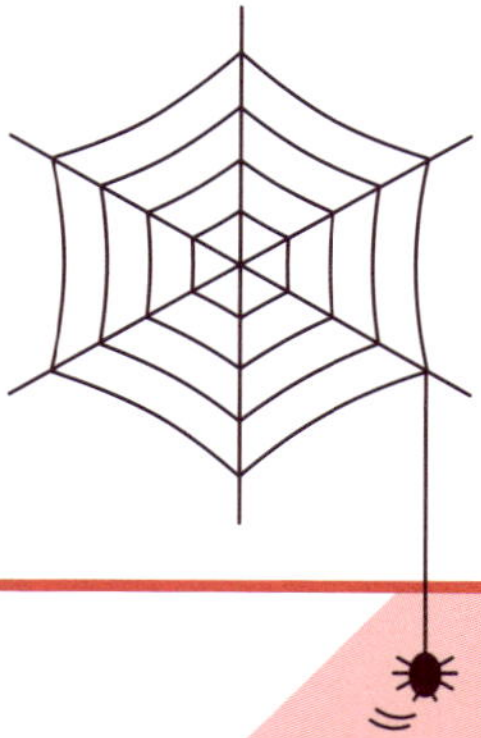

頭痛チェックリスト

	A	B	C
頭痛の頻度は？	□ 週1回から月1～2回、発作的に痛む	□ 毎日～月数回、だらだらと鈍感痛が続く	□ 毎年のように1～2カ月間集中し、毎日ほぼ同じ時間に1～2時間痛む
どのように痛む？	□ ズキンズキンと脈打つように痛む	□ 頭を締めつけられるように痛む	□ 目の周りがえぐられるように激しく痛む
どこが痛む？	□ 片側のこめかみ周辺。両側に起こっても痛みの度合いに差がある	□ 頭全体もしくは後頭部や首すじ	□ 片方の目の奥
動くとどうなる？	□ 痛みが悪化する	□ 痛みが軽くなることがある	□ 激痛でじっとしていられない
頭痛以外の症状は？	□ 吐き気を伴う。光や音に敏感になる	□ 首や肩がこる、めまいがする	□ 目の充血、痰や鼻水が出る
頭痛が起きたら？	□ なにをするのもつらく、できれば寝ていたい	□ 家事や仕事には支障がない	□ じっとしていられず、なにも手をつけられない
	A が多い場合 片頭痛の可能性あり	B が多い場合 緊張型頭痛の可能性あり	C が多い場合 群発頭痛の可能性あり

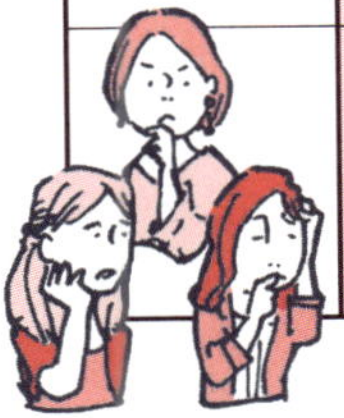

ズキンズキンと痛む片頭痛、ギューッと締めつけられる緊張型頭痛

あまりにも身近な頭痛。「頭が痛いのなんて日常茶飯事。だから、けっこう平気なの」と気にも留めず、当たり前のように頭痛薬に頼りきっていませんか。頭痛といっても、二日酔いや風邪などが原因で一時的に起こる頭痛から、日常的に何度もくり返す慢性頭痛、脳の病気の症状としての危険な群発頭痛まで、いろいろなタイプがあります。

オトナ女子世代が悩まされるのは、ズキンズキンと激しく痛む片頭痛か、ギューッと頭全体が締めつけられるように痛む緊張型頭痛といった慢性頭痛の類でしょう。いずれの場合も貧血はリスクファクターのひとつです。片頭痛は月に1～2回起こり、1日中発作的な強い痛みが続きます。吐き気も一緒に起きたり、光や音、においに過敏になったり。動くと痛みが増すこともあります。一方、締めつけられる痛みの緊張型頭痛は、数分で終わることもあれば、数日間しつこく続くことも。基本的には首や肩などのこりや姿勢の悪さが原因です。そして、このふたつの頭痛の合併型タイプもあって、ズキンズキンとギューッの痛みが同時または交互に起こり、いつも頭が重くてスッキリしない感じです。

あれ？ ちょっと
オカシイ…？

気分がソワソワ、落ち着かない

心当たりあるある

Check

- □ ささいなことに気が散って、集中できない。
- □ やらなくてはと焦っているのに、体がついてこない。
- □ 普段からストレスを感じることが多い。

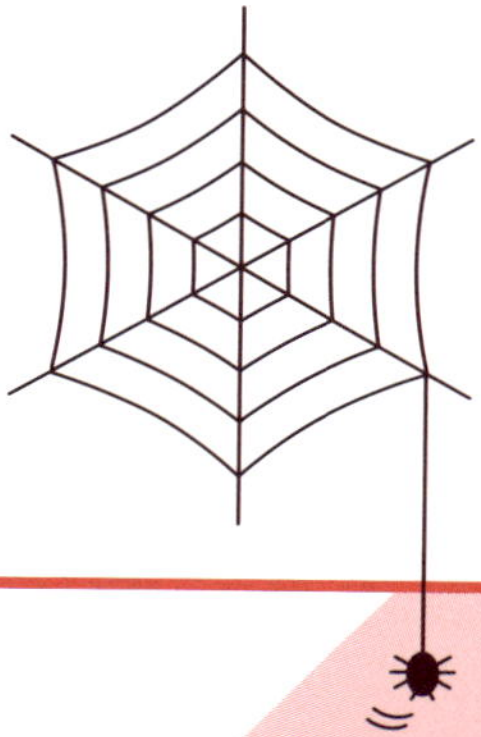

感情の指揮者役・セロトニン

●トリプトファンが多く含まれる食品

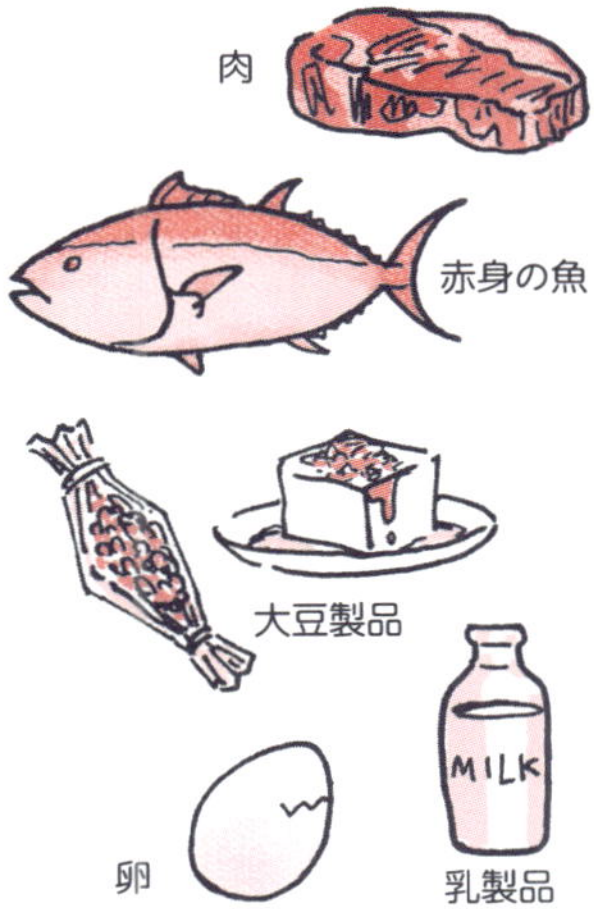
肉
赤身の魚
大豆製品
卵
MILK
乳製品

セロトニンの材料であるトリプトファンは、鉄分豊富な食品にも多く含まれている

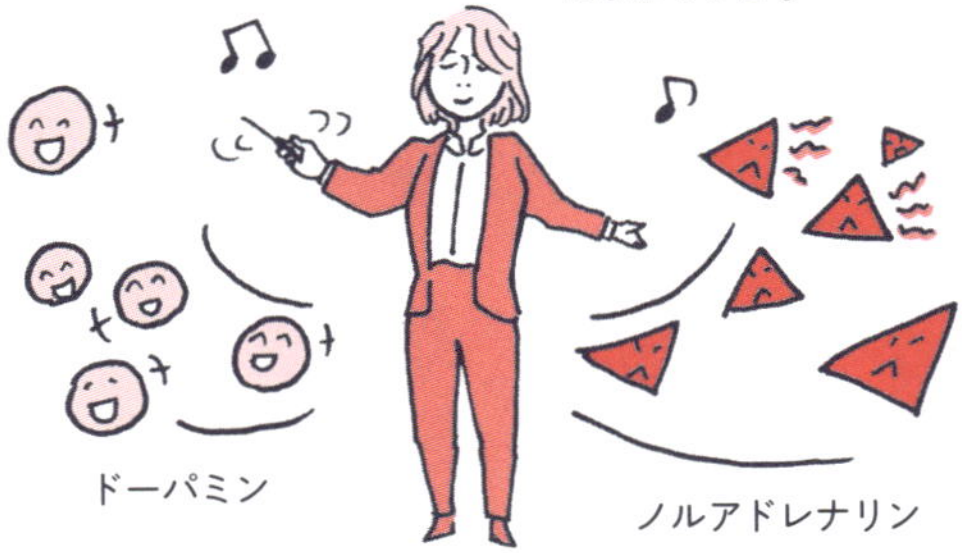
ドーパミン
ノルアドレナリン

セロトニン
人間の精神面に大きな影響を与え、心身の安定や心の安らぎなどにも関与することから、幸せホルモンとも

セロトニンの役割
神経を興奮させるノルアドレナリンや、意欲を高め、快感を与えるドーパミンをコントロールする。その9割が腸に、血液中にも8%ほど存在し、体内をめぐっている

自律神経の乱れやセロトニン不足が原因

誰にだって気分がソワソワして、なんだか妙に落ち着かない日はあります。たとえば季節の変わり目。春先の、寒暖の差が激しい木の芽時に、心の状態が不安定になるとはよく聞く話。これは自律神経の乱れが原因ともいわれます。

自律神経は暑さや寒さ、梅雨などの天候の変化、寝不足、多忙な仕事などの肉体的なストレスと、不安や緊張などの精神的なストレスによって大きくバランスを崩します。その結果、気分が落ち着かずに集中できないといった症状が引き起こされるのです。

また、あなたの脳内では、脳内神経伝達物質セロトニンが脳細胞同士に信号を送って、気持ちを安定させるべく常にコントロールしています。幸せホルモンといわれるセロトニンはやる気や集中力を高めるだけでなく、楽しさを感じやすい状態にしてくれます。しかし、ストレスによってセロトニンを大量消費したり、セロトニンづくりに必要な栄養素であるトリプトファンが不足したりすると、さぁ大変。「やらなくては」と心では焦っていても体がついてこないチグハグな感じで、仕事や家事に打ち込めない不毛なソワソワ状態に。

あれ？ ちょっと
オカシイ…？

栄養がなくても、無性に食べたい！

心当たりあるある Check

- □ パンや麺類が大好きで、止められない。
- □ 時間が不規則なうえ、コンビニ飯が多い。
- □ 製氷皿の氷をガリガリと食べ尽くしてしまう。

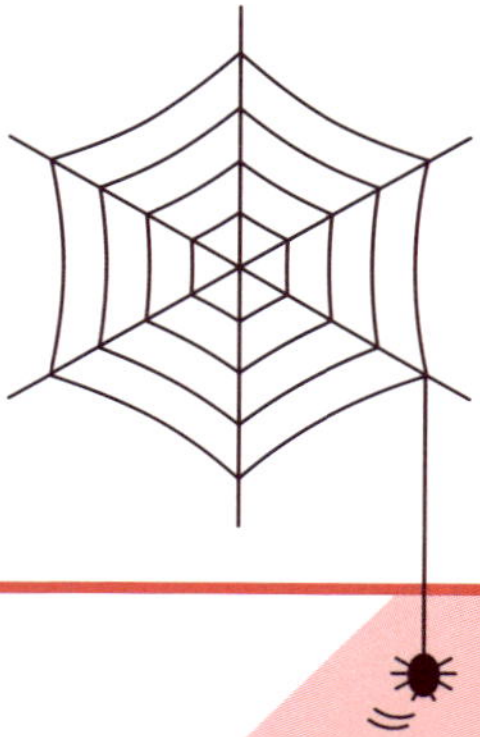

食べ物じゃなくても食べたくなるのが異食症

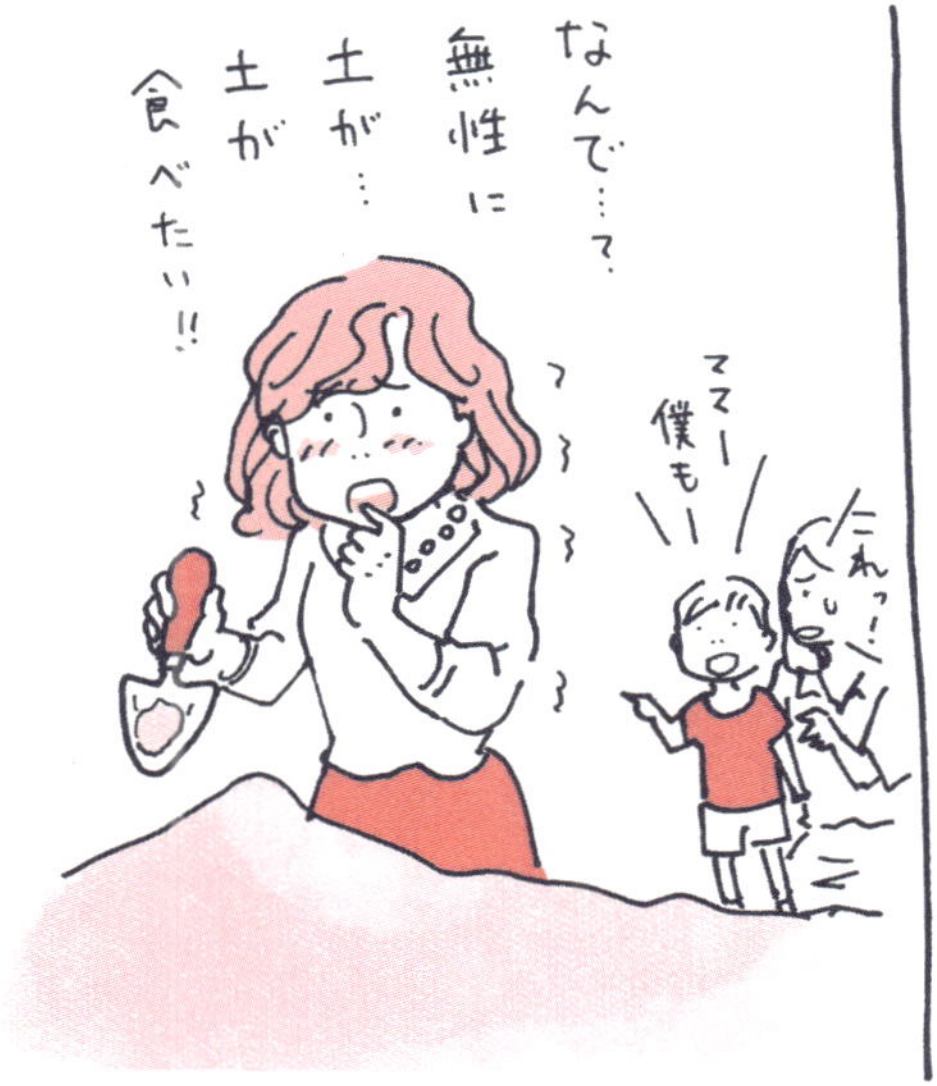
なんで…て
無性に
土が…
食べたい!!
ママー
僕も
これっ!

異食症になると、本来食べるものではないものを欲しがったり、歯ごたえのある固いものを大量にとりたくなったりする

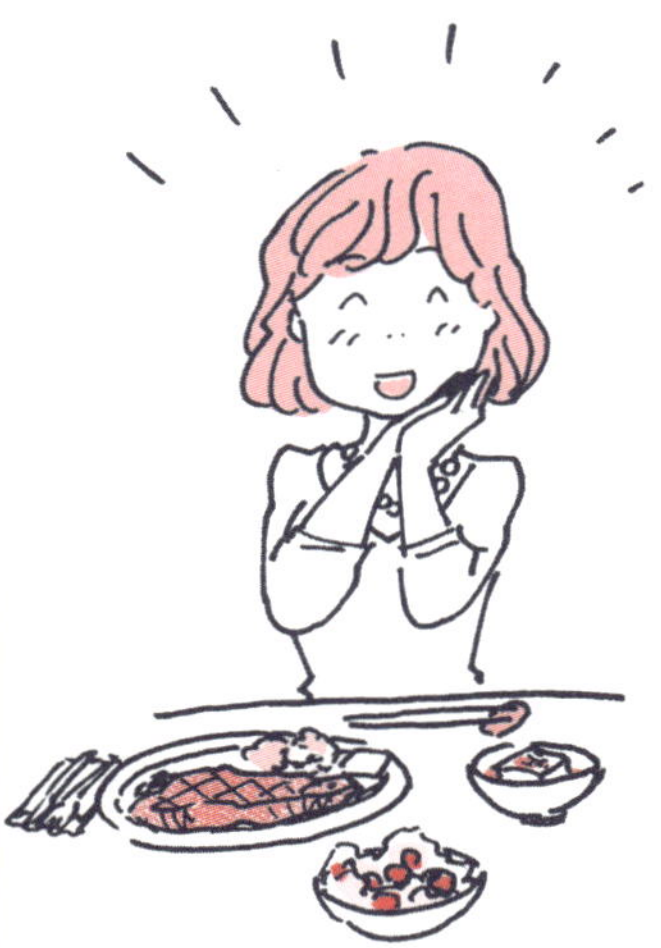

コンビニ飯だと脂質と炭水化物に偏りがち。たんぱく質が豊富な肉や魚を中心に、バランスのよい食事を意識して

コンビニ飯大好き！無性に氷が食べたくなる

「おいしいから病みつきなの！」とパンに麺類、お菓子、ジュースと、栄養不足の食事スタイルを偏愛するオトナ女子、かなり多いと思います。これでは炭水化物まみれのザ・偏食です。また、仕事が忙しいからと手軽なコンビニ飯に頼りきっている人も多いでしょう。欲望にまかせて手軽な食べ物を選んでいると、脂質と炭水化物に偏ってしまいがち。もっと意識してたんぱく質豊富な肉や魚、豆類などを食べてください。

そして、おいしいわけでもないし、栄養価もほぼゼロ。「でも、どうしても食べたーい」と不思議な欲望に取りつかれて氷をガリガリ、土や砂、チョークまで夢中になって食べてしまう病気があります。異食症です。原因不明とされていますが、小児や妊婦に多く、栄養障害と関係があると考えられています。通常は一時的なもので出産後には自然となくなるようです。ドラキュラ女子の場合、異食症のなかでも氷をガリガリむさぼり食べる氷食症が多くみられ、コップ１杯分ならまだしも、製氷皿の氷をペロリと食べ尽くしてしまう人も。生米や歯ごたえのあるお菓子などガリガリした食感のものを好む人もいました。

あれ？ ちょっと
オカシイ…？

いつもの生理がすごく重い

心当たりあるある Check

- □ 毎月、生理期間は絶不調で寝込んでいる。
- □ 昼用のナプキンは1時間で取り換える。
- □ 夜用のナプキンを重ねても、シーツを汚してしまう。

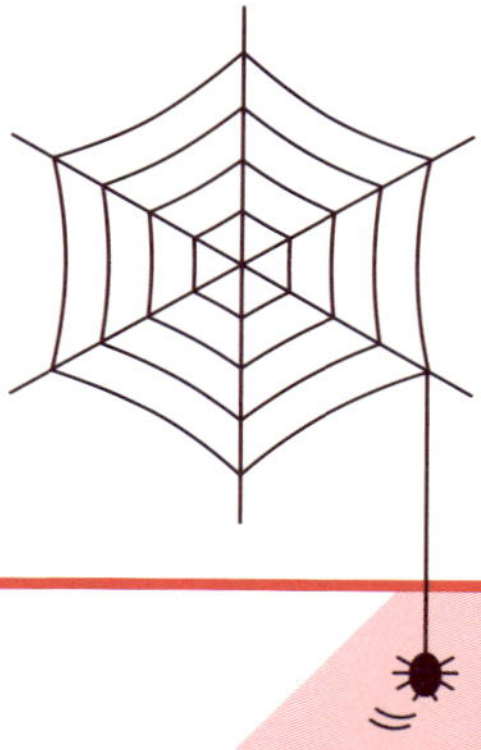

生理のときは子宮内でこんなことが起きている

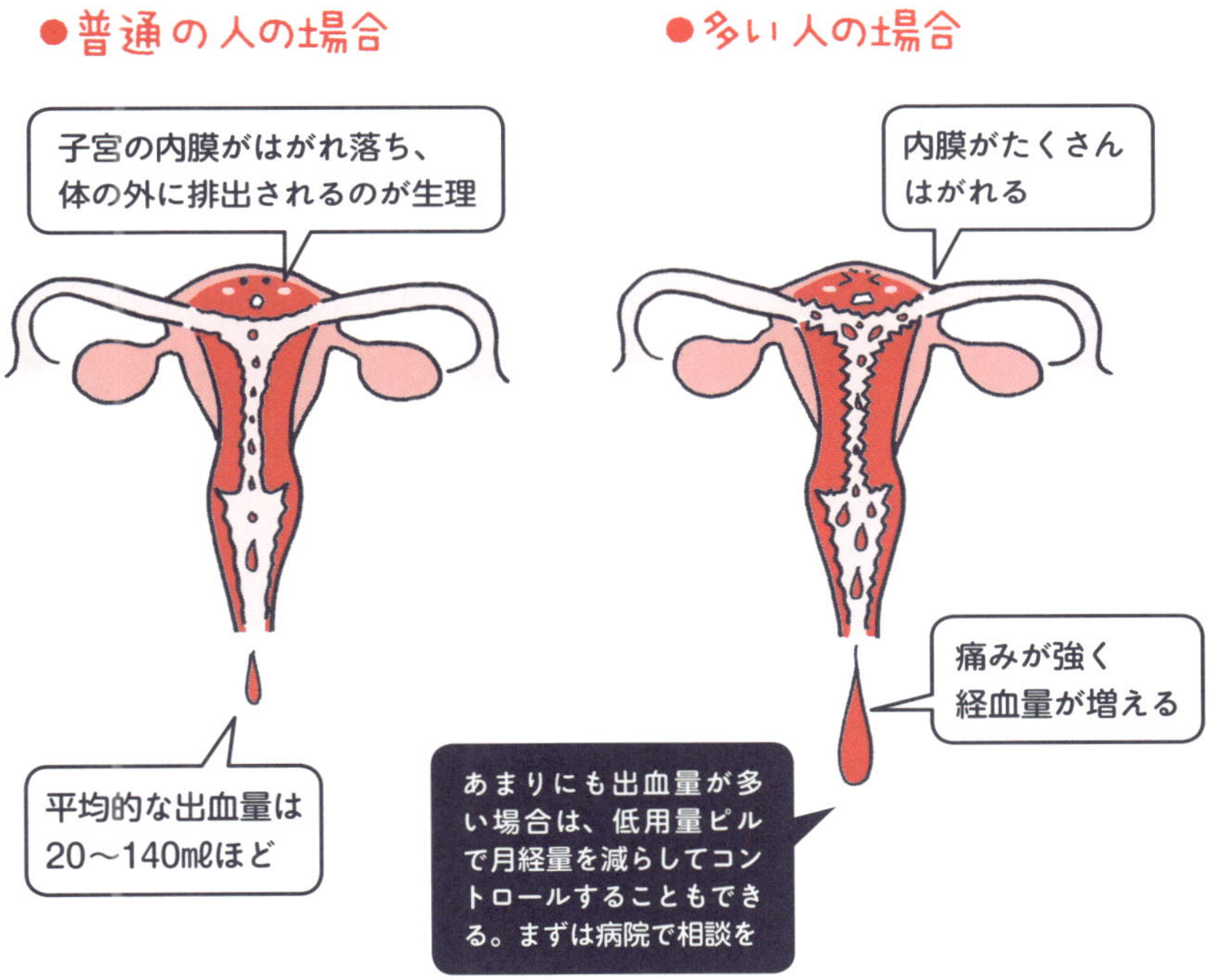
●普通の人の場合
子宮の内膜がはがれ落ち、体の外に排出されるのが生理
平均的な出血量は20～140㎖ほど
●多い人の場合
内膜がたくさんはがれる
痛みが強く経血量が増える
あまりにも出血量が多い場合は、低用量ピルで月経量を減らしてコントロールすることもできる。まずは病院で相談を

生理のたびに絶不調、ものすごい出血量は普通じゃない

毎月の生理はものすごい出血量で、だるいし、痛いし、疲れやすいしと寝込んでしまうほど絶不調になるあなた、それは普通の状態ではありません。月経過多といわれる症状の現れで、貧血を起こす原因のひとつです。

ストローの穴よりも細い子宮口から、はがれ落ちた子宮内膜が血液と一緒に少しずつ流れ出る生理は、5日程度が平均期間で出血量は期間中に20～140㎖が目安です。個人差はあるものの、日中なら昼用のナプキン1枚で3時間前後は大丈夫。もし1時間もしないうちに取り換えるとしたら、それは月経過多でしょう。就寝時には夜用のナプキンを重ねたり、タンポンを併用したりしても、シーツまで汚してしまうような状態もまた、月経過多の疑いがあります。

原因のひとつとして考えられるのは卵巣のトラブルや病気。卵巣の働きが不安定になってホルモンバランスが乱れたことで、出血量が増えてしまうのです。子宮のトラブルや病気も原因になります。子宮の筋肉に腫瘍ができる子宮筋腫や、子宮の内膜が筋肉内に入り込んでしまう子宮腺筋症のほか、ポリープやがんの可能性もゼロではありません。

貧血が原因じゃないかも…

生理前に起こるのがPMS（月経前症候群）

PMSならこんなことに注意 Check

- □ 肌あれや気分の落ち込みなど、さまざまな症状がある。
- □ 生理前にだけ症状が起こる。
- □ 生理が始まると症状が消える。

ここからは貧血が原因と間違われやすいけど、実は別の病気や症状が考えられるものを紹介していくよ

PMSで起こるさまざまな不調

体のトラブル

- 乳房や下腹部が張る、痛む
- 体がだるい、疲れやすい
- 体重が増える
- ニキビや肌あれ
- 腰痛
- 便秘や下痢
- 顔や手足がむくむ
- 肩こり
- 体が冷える

心のトラブル

- イライラする
- 落ち込む
- 無気力になる
- わけもなく不安になる
- 過食になる
- 集中力がなくなる
- 眠れない

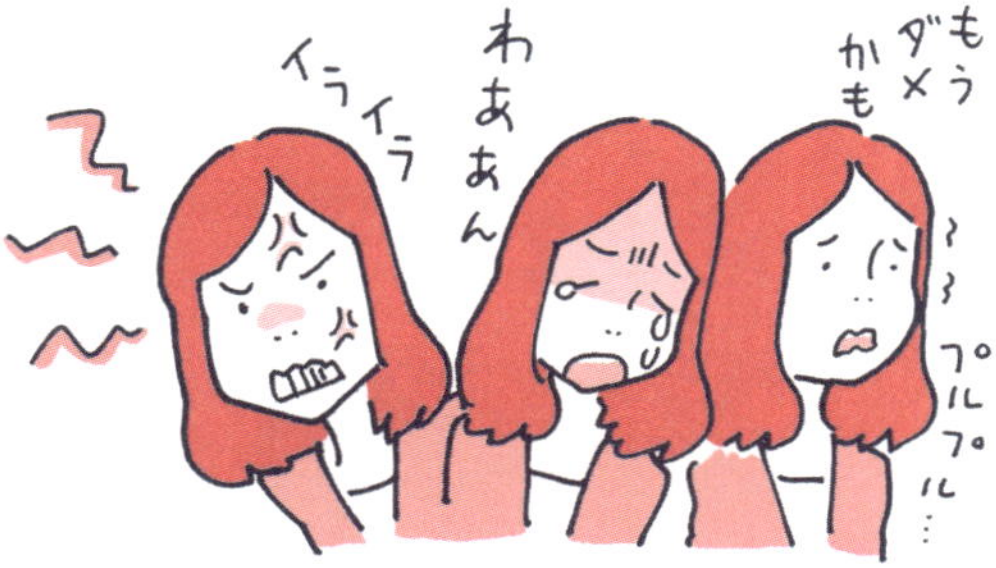

生理の始まる3〜10日前、期間限定で起こる不快症状

「生理前になると決まってだるくなるのですが、私、貧血でしょうか？」という患者さんがいました。診察すると、貧血ではなくPMS（月経前症候群）でした。

PMSとは生理になる3〜10日ほど前から起こる、さまざまな不快症状のこと。女性ホルモンの変化が影響していると考えられ、生理が始まると自然になくなりますが、毎月くり返されるのでわずらわしいと感じている人もいるでしょう。実はオトナ女子の間でもPMS自体を知らず、毎月のこの不快な症状に悩まされている人は少なくありません。

その症状にはかなり個人差があり、出方もさまざまです。だるくて眠くてやる気が出ない。ゆううつな気分になって涙が出るなど。ひとつの症状だけ、あるいはいくつもが重複して起こることもあります。

なかにはだるくて疲れる、肌の調子が悪くなるなど貧血とよく似た症状もありますが、PMSの場合、貧血のように四六時中ではなく生理前だけと期間限定で起こります。これは生理によって血が失われる前に起こることなので、貧血以外の原因が考えられますが、正確な要因はまだ解明されていません。

貧血が原因じゃないかも…

姿勢の悪さ＋運動不足＝肩こり

肩こりならこんなことに注意 Check

- □ 毎日のように肩こりに悩まされている。
- □ 仕事で長時間のデスクワークは必須。
- □ うつむいてスマホをいじっていることが多い。

かんたんにできる肩こり解消ストレッチ

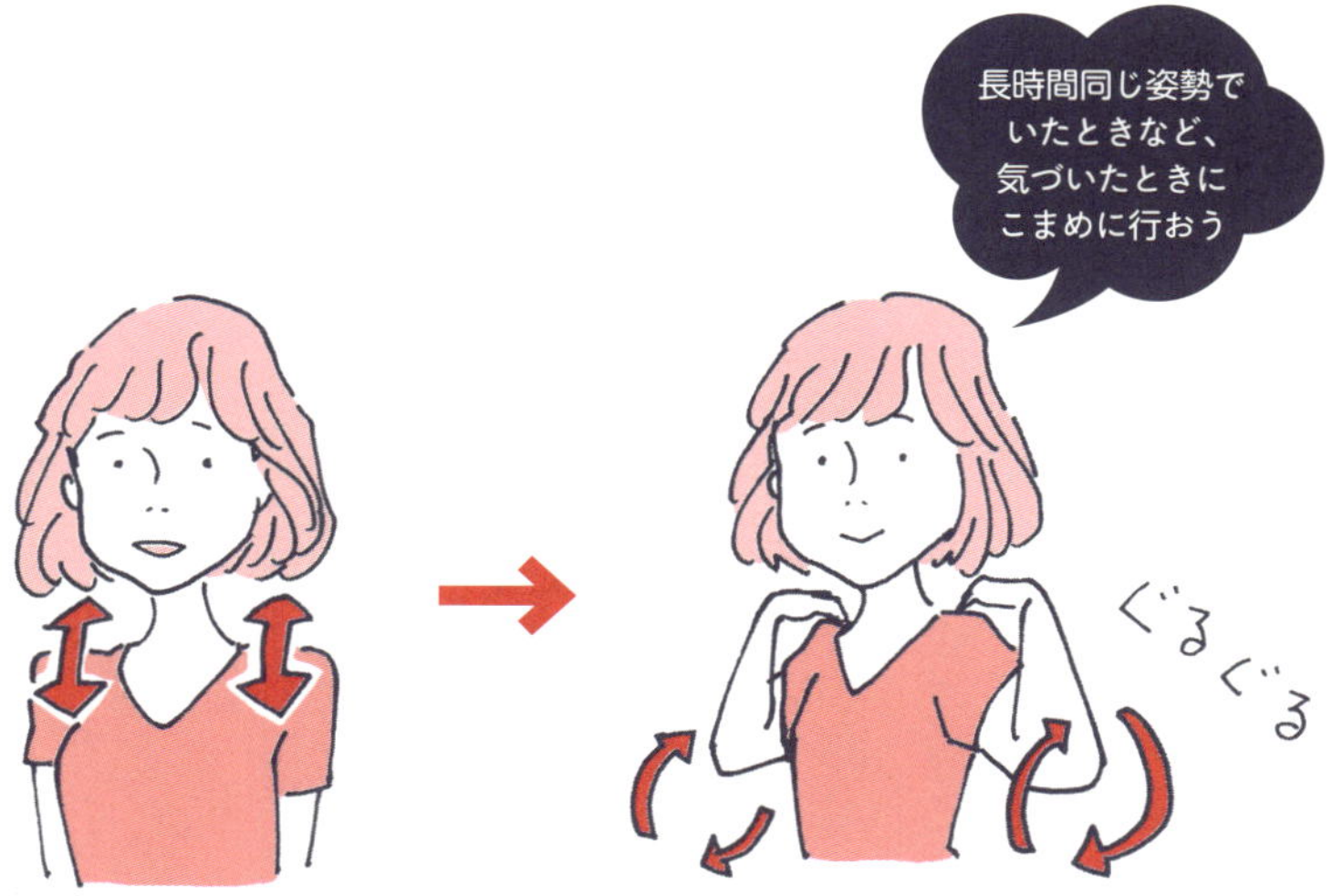
長時間同じ姿勢でいたときなど、気づいたときにこまめに行おう
ぐるぐる

1. 肩を上げ下げする

両肩を上に引き上げるように持ち上げて3秒間止め、ストンと脱力する。これを3～5回くり返す

2. 肩を前後に回す

肩（腕のつけ根）に手を当て、前回し、後ろ回しを交互に5～10回ほど。大きくゆっくりと回す

貧血が改善されても肩こりが消えるわけじゃない

オトナ女子世代も格闘しているつらい肩こり。特に仕事がデスクワーク中心だと、週末のマッサージが病みつきになるほど悩みのタネだったりします。体中の全細胞が酸素不足になっているドラキュラ女子は、代謝量が落ちるので老廃物がどんどんたまり、そのせいでNotドラキュラ女子より肩こりアベレージは高いかもしれません。

とはいえ、肩こりのリスクファクターとして考えられるのは、貧血よりもむしろ日常的な姿勢の悪さや運動不足でしょう。背中が丸まる前かがみの姿勢でのパソコン作業や、うつむき姿勢になるスマホ操作で長時間同じ姿勢を続けていると、肩や首、背中をおおう筋肉の血流がものすごく悪くなります。そうすると、筋肉はガチンガチンに緊張して老廃物がたまり、こりが生じます。

それでも日常的に体を動かす習慣があれば、筋肉の緊張が極限になる前に血流は改善されるでしょう。しかし、運動不足の場合、肩こりはどんどん悪化し、ますます慢性化します。これが肩こりのメカニズム。ですから、鉄分補給で貧血がよくなっても、肩こりまで改善されるとは限らないのです。

貧血が原因じゃないかも…

耳や脳のトラブルで生じる耳鳴り

耳鳴りならこんなことに注意 Check

□ 耳鳴りはあるが、めまいは起こらない。

□ 耳鳴りだけでなく、かゆみや痛みもある。

□ 耳鳴りと同時に、激しいめまいと難聴が生じる。

耳の中はこうなっている

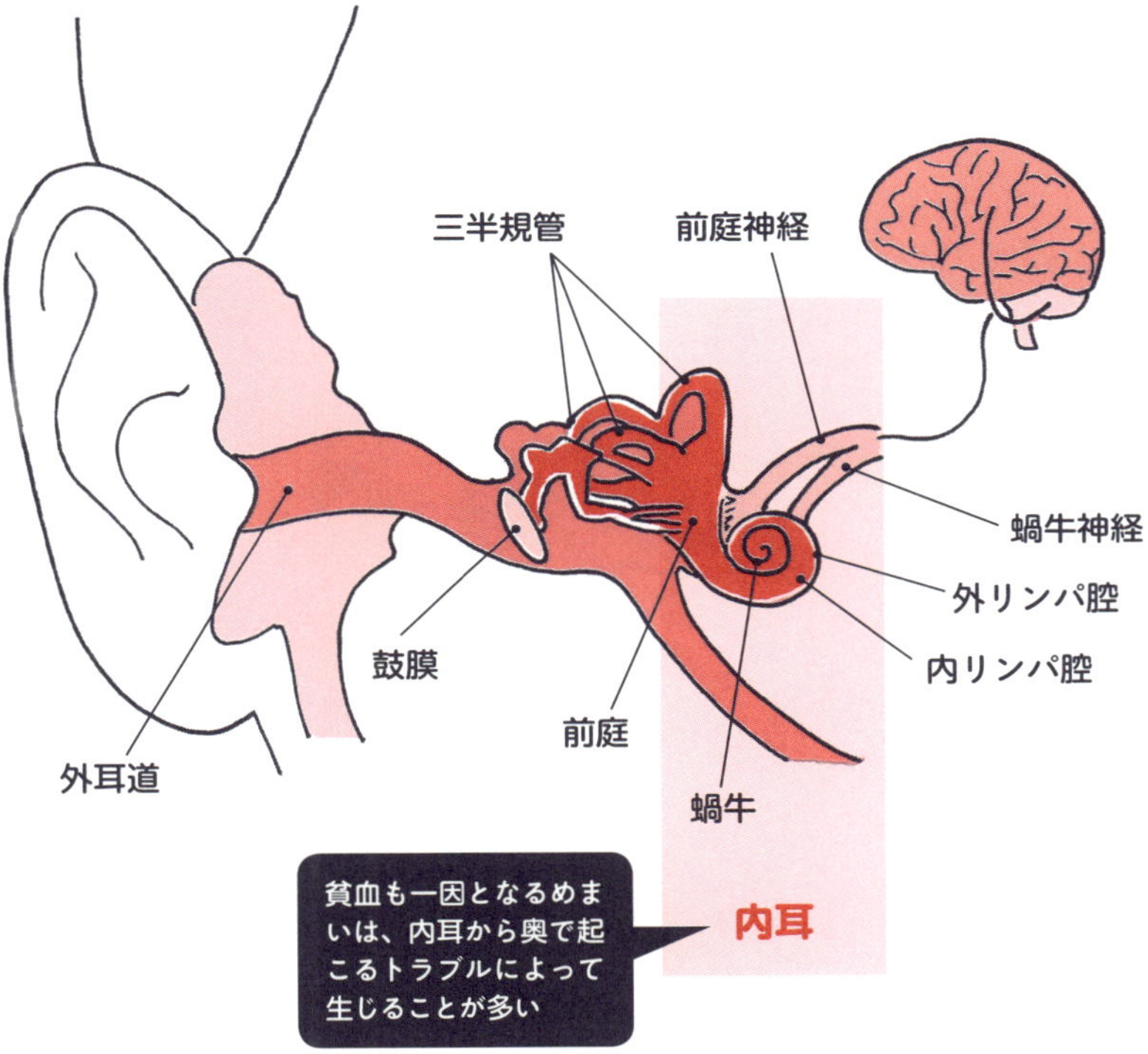
三半規管
前庭神経
蝸牛神経
外リンパ腔
内リンパ腔
鼓膜
前庭
外耳道
蝸牛
内耳
貧血も一因となるめまいは、内耳から奥で起こるトラブルによって生じることが多い

貧血女子にめまいはあっても、耳鳴りはほとんど起こらない

貧血のせいでめまいが起こるのは珍しくないことですが、同時に耳鳴りまで起こるケースはほとんどありません。

耳鳴りとは、外では音が鳴っていないのに、キーンという高音やゴーやブーンといった低音が聞こえる状態のこと。基本的には耳、聴神経、脳の問題に伴って起こりますが、強いストレスによって生じることもあります。

耳の穴に炎症が起きて腫れ上がる外耳道炎では、かゆみや痛みと一緒に耳鳴りがします。内耳のリンパ液が増えすぎて起こるメニエール病では、耳鳴りと同時にグルグル回る激しいめまいと難聴が生じます。内耳から脳につながる聴神経に良性の脳腫瘍ができると、耳鳴りに加えてフワフワするめまい、難聴、耳周辺の閉塞感などが現れます。

耳鳴りとめまいは別の原因のことも多く、耳鳴りだけ単発で生じることもありますし、他の症状と一緒に起きることもあります。また、両耳同時ばかりでなく、片耳にだけ起こることも。耳元で音が聞こえるのはわずらわしいものですが、気にしすぎによるストレスがさらに悪化を招くことも。気になるようなら、一度病院で検査を受けてみましょう。

貧血が原因じゃないかも…

冷え症は自律神経の乱れが原因

冷え症ならこんなことに注意 Check

- □ お腹が冷たくて腹巻やカイロが手放せない。
- □ 夏でも手足がいつも冷たい。
- □ 顔色がいかにも不健康でドス黒い。

コップ1杯の白湯でポカポカ生活

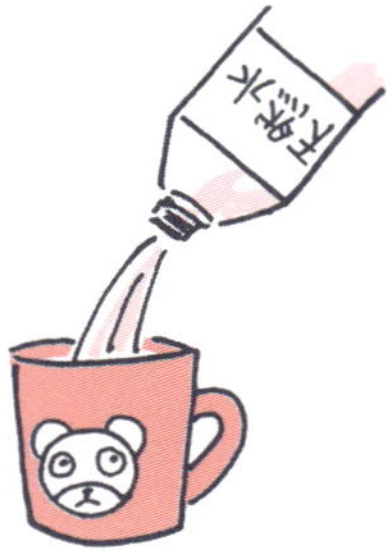

1. カップに水を注ぐ

耐熱のマグカップにミネラルウォーターを注ぐ

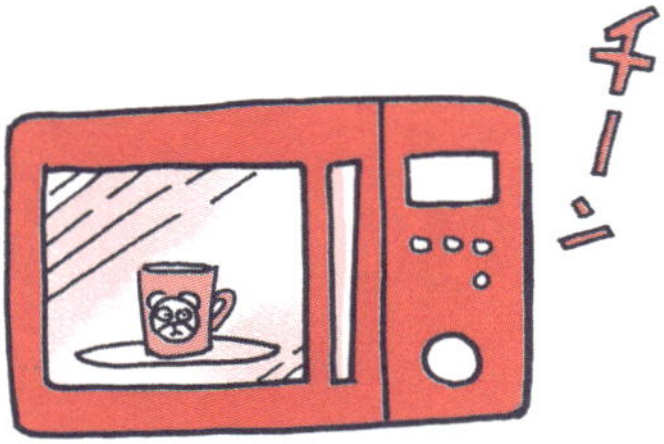

2. 温める

50 〜 60 度くらいに温める。電子レンジなら 1 分 30 秒、電子ケトルは一度沸騰させて、カップに移して冷ます

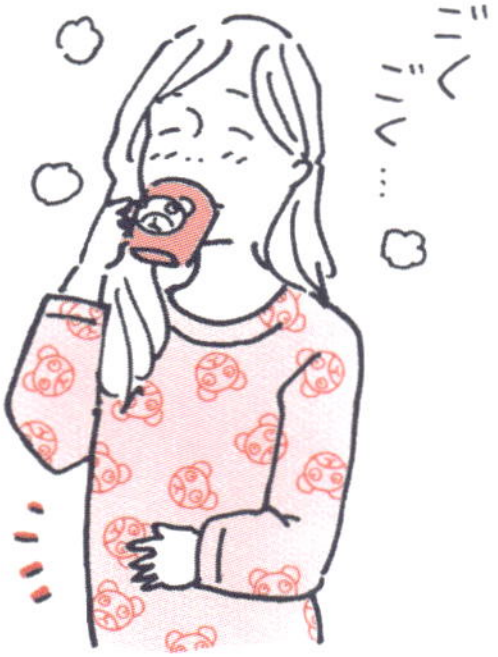

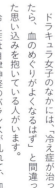

3. 白湯を飲む

朝、10 〜 20 分ほどかけてゆっくりと飲む。白湯によって起き抜けの冷えた胃腸が目覚め、消化機能が活発に

冷えとりに励んでも、貧血は治らない

ドラキュラ女子のなかには、「冷え症が治ったら、血のめぐりがよくなるはず」と間違った思い込みを抱いている人がいます。

冷え症は自律神経のバランスが乱れて、血行不良になることで起こります。自律神経には、血管を収縮させる交感神経と血管を拡張させる副交感神経があり、ふたつの神経をバランスよく切り替えながら、体温の調節をしています。このバランスが崩れて血管が締まりがちになると、血のめぐりが悪くなって冷え症になるのです。顔色が不健康でドス黒いのは、そうした血流の悪さが原因です。

血が薄いといわれる貧血は、血液のヘモグロビン量の低下、つまり酸素が少なくなる病気です。

あくまで鉄分不足が原因で、そもそも薄い血のめぐりがよくなっても、運べる酸素の量は少ないまま……。これは自律神経とは関係ありません。貧血と冷え症、それぞれの改善には別のアプローチが必要なのです。ただし、貧血で冷え症でもあるというオトナ女子が多いのは事実であり、どちらもあなたの健康を損なう一因です。貧血も冷え症もそれぞれ対策は必須なのです。

column

健康診断でわかる貧血

健康診断で行われる血液検査から、貧血の診断には、**ヘモグロビン濃度**、**ヘマトクリット値**、**赤血球数**が参考にされます。

そのなかでも特に重要なのがヘモグロビン濃度。世界保健機関（WHO）によると、

●ヘモグロビン濃度の基準値
……**成人女性 12.0g/dℓ 未満**、妊婦・6カ月〜6歳の幼児 11.0g/dℓ、成人男性 13.0 g/dℓ 未満
は貧血と判断されます。

ヘマトクリット値は、血液中に占める血球の体積の割合。

●ヘマトクリット値の正常値
……**女性は 33.4 〜 44.9%**、男性は 39.8 〜 51.8%
で、血球に含まれる赤血球、白血球、血小板が足りない貧血の場合、この正常値よりも少ない数値になるのです。

最後の指標となるのが赤血球数。血液中に赤血球がどれだけあるのかを表します。

●赤血球数の正常値〈血液 1 μℓ（マイクロリットル）あたり〉
……**女性は 376 万〜 500 万**、男性は 427 万〜 570 万
で、ここから外れていれば貧血が疑われます。

まずはこの３つに注目して、**自分の血液の状況を知ること**が大切なのです。

2章
あなたの隣にも
ドラキュラ女子が

血が足りていないドラキュラ女子は
身近にこんなにも多い!
もしあなたがドラキュラ女子だったなら、
なにが不足しているのか。
自分がどのドラキュラ女子かを知っておきましょう。

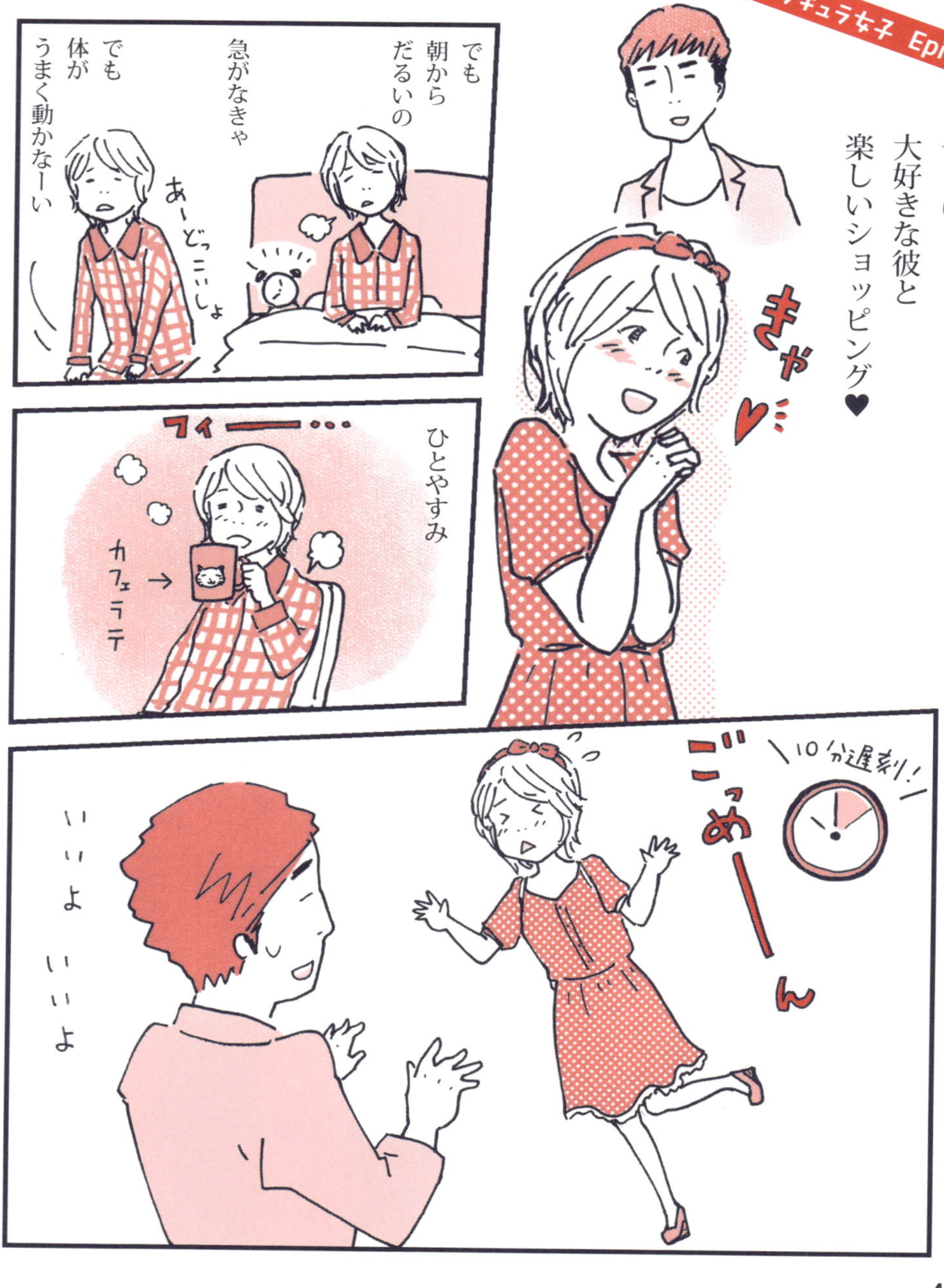
今日は
大好きな彼と
楽しいショッピング♥
きゃ♥
でも
朝から
だるいの
急がなきゃ
でも
体が
うまく動かなーい
あーどっこいしょ
ひとやすみ
フィー…
カフェラテ→
ごっめーん
10分遅刻!
いいよ　いいよ

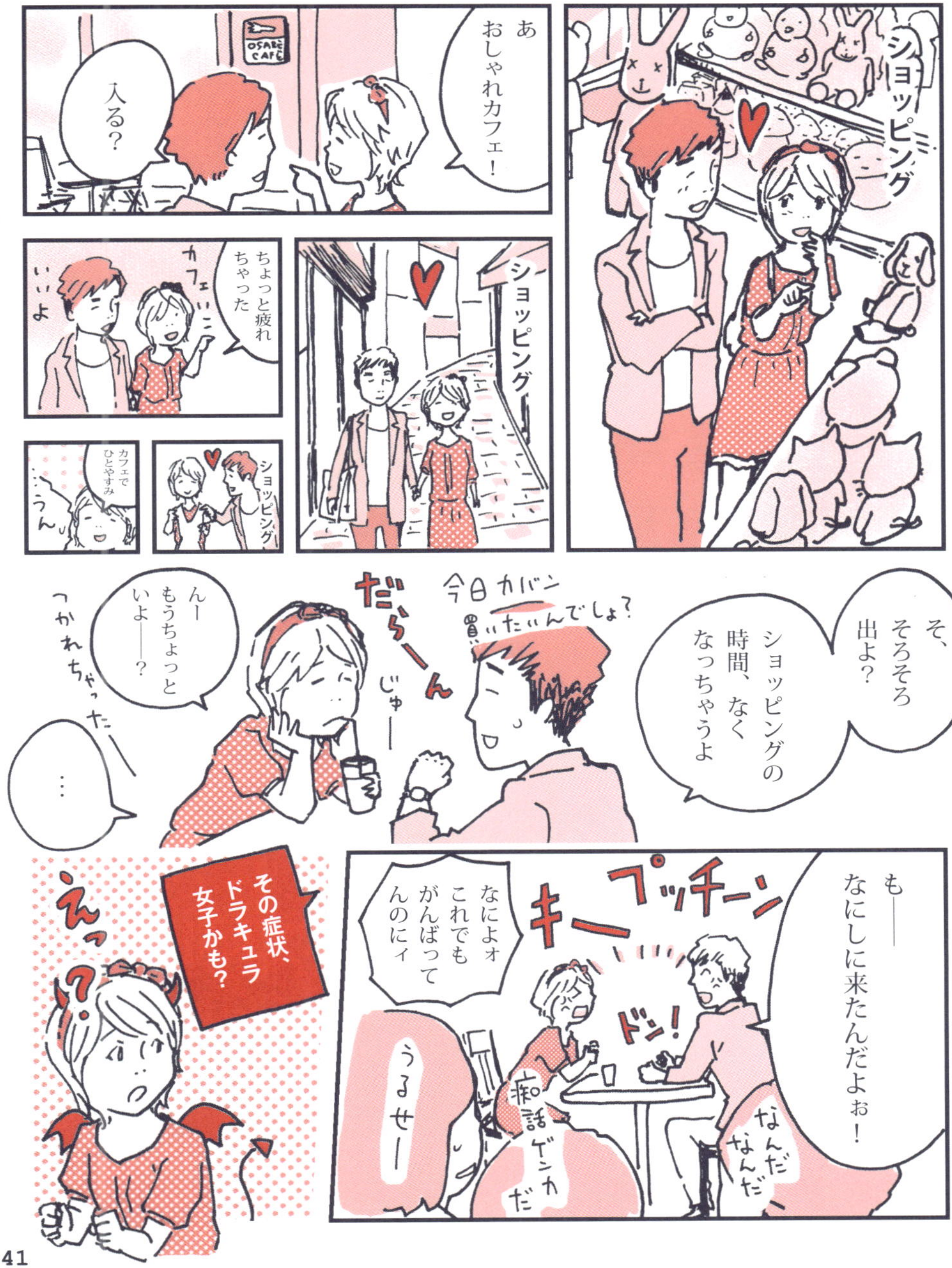
ショッピング
あ
おしゃれカフェ！
入る？
ショッピング
カフェ～
ちょっと疲れちゃった
いいよ
ショッピング
カフェでひとやすみ
…うん
そ、そろそろ出よ？
ショッピングの時間、なくなっちゃうよ
今日カバン買いたいんでしょ？
だら～ん
じゅー
んー もうちょっといよ――？
つかれちゃった～
…
も――
なにしに来たんだよぉ！
キープッチーン
なによォ
これでもがんばってんのにィ
ドン！
なんだなんだ
痴話ゲンカだ
うるせー
えっ
？
その症状、ドラキュラ女子かも？

ドラキュラ女子 File 1

とにかく休みたい女子

—そうだ！　カフェ行こう—

ドラキュラ女子度
★★★★★

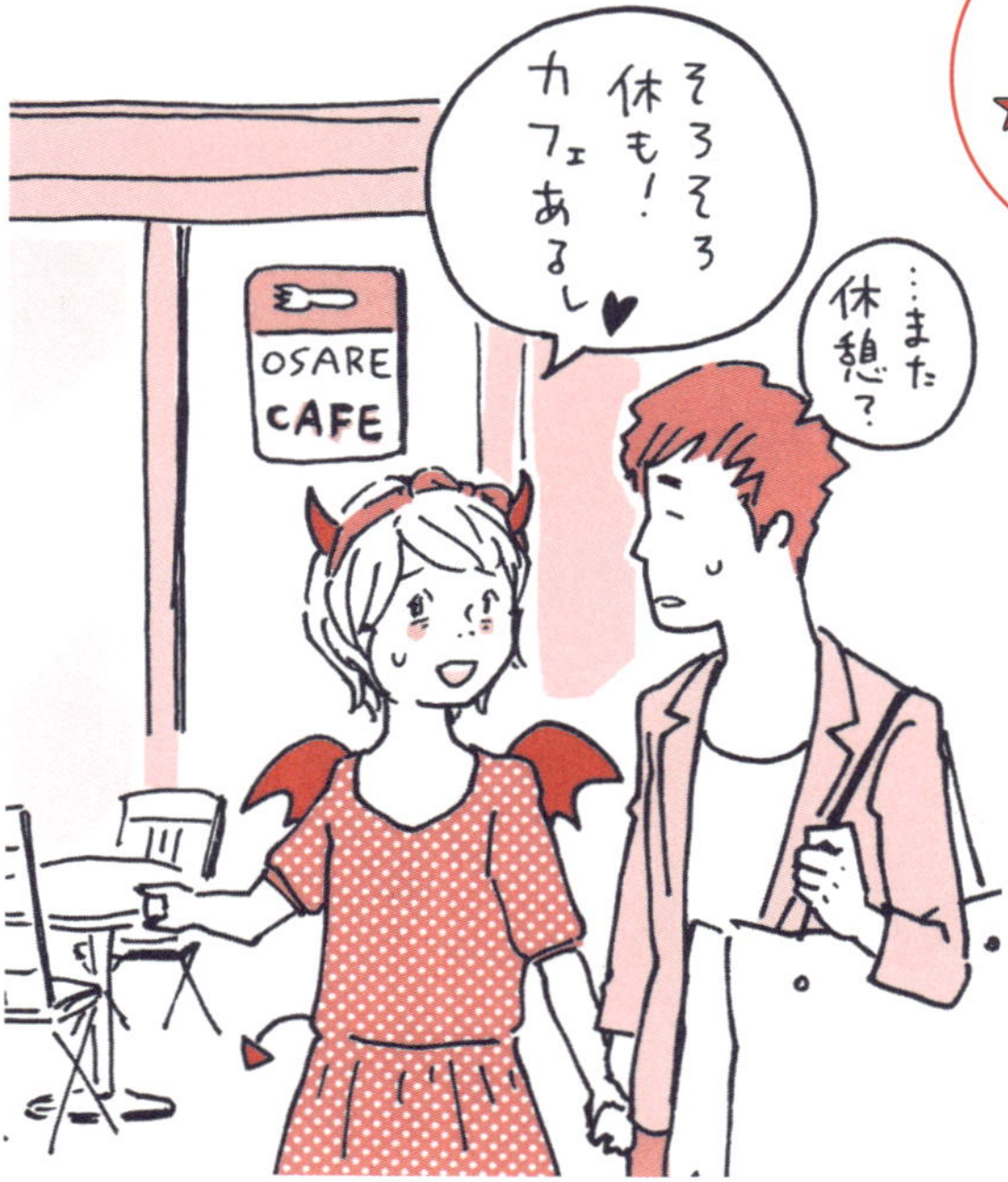
そろそろ休も！カフェあるし♥
…また休憩？
OSARE CAFE

とにかく休みたい女子って？

- **カフェ発見能力がすごい**
少し動くとすぐ休憩。どうせ休憩するなら、
おいしいスイーツがある店に行きたい！　一度座るとお尻に根が……
- **ちょっとした時間でも椅子を見つけると座る**
「あ、席空いた！」周囲の目もなんのその。
たった１駅でも空いた席には座るもんです。だって疲れてるんだもん！
- **座ると、立ち上がるまでにタイムラグがある**
お尻から生えた根はなかなか抜けない。
動きたくないばかりに、ついついズルズルと居ついてしまう

食事でしっかり鉄分補給。人からの指摘にも耳を傾けて

だるくて、疲れる日常は当たり前ではない、と気づいて

二日酔いでも、睡眠不足でも、風邪でもないのに、起きるのがものすごく大変で、かろうじてベッドから抜け出したら、だるくて、疲れが残っている！　まるで鉛みたいにどんより重たい状態です。四六時中かったるくて、隙あらば休みたいと企てているあなた、貧血になっているかもしれません。

働き＆遊び盛りのオトナ女子世代は、知らず知らずのうちに睡眠時間が短くなりがちで、「だるいし、疲れているのは、もはや標準装備でしょ!?」と思い込んでいるところがあります。そんなことはないのです！

ヘモグロビン濃度が9や10といった軽・中等度の貧血の場合、だるいなぁ、疲れるなぁと感じつつも、うまく手抜きしながら意外と普通に暮らしています。重度の貧血だと入院するほどひどい状態になるので、さすがに「あれ!?　体調がおかしい」と察するのですが、軽・中等度では体調不良になかなか気づけません。健康診断で貧血と診断されて病院にくる患者さんには、「だるいし、疲れやすいとは思っていましたが、睡眠不足のせいかなぁと軽く考えていました。まさか貧血だったなんて！」と驚く人も多いのです。

鉄分を効率よくとれるヘム鉄。鉄瓶や鉄鍋からも鉄分補給可

まずは意識して睡眠の確保に努めてください。そして、毎日の食事で鉄分をとる工夫をすることです。日本でいちばん多くみられるのは、体内の鉄分が足りなくなる鉄欠乏性貧血。鉄分たっぷりのバランスのいい食事を心がけましょう。

食品に含まれる鉄分はヘム鉄と非ヘム鉄の2種類です（P78〜81参照）。ヘム鉄はレバーなど肉類、カツオやシジミなどの魚介類といった動物性食品に含まれており、吸収率が高いので効率よく鉄分を体内に取り込めます。非ヘム鉄は大豆、藻類、野菜、穀物などの植物性食品に含まれており、ヘム鉄に比べると吸収率は低いのですが、動物性たんぱく質やビタミンCと一緒にとると吸収率が上がるものもあります。

こうした食材をよくかんで食べると、胃酸の分泌が活発になって吸収率がアップします（P92〜93参照）。

最近はおしゃれな鉄製の調理器具（P90〜91参照）がいろいろ出回っているので、日々の調理に取り入れてみるのもいいでしょう。また、補助的なスタンスで鉄分サプリメント（P96〜97参照）を活用するのも手。

脱ドラキュラ女子宣言！　3章にある 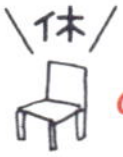

のついたトピックが休みたい女子におすすめ

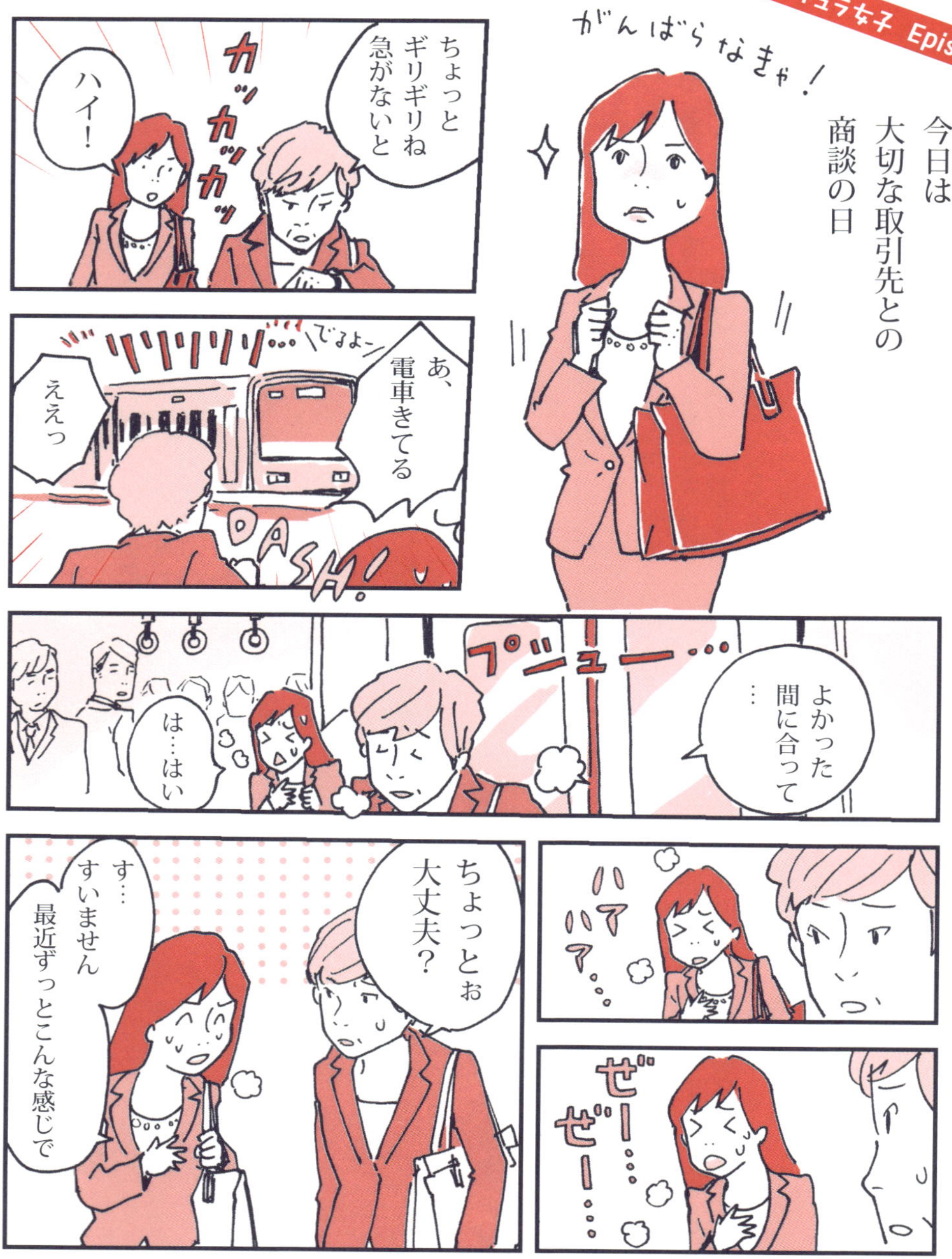
がんばらなきゃ!
今日は大切な取引先との商談の日
ちょっとギリギリね急がないと
ハイ!
カッカッカッ
あ、電車きてる
ええっ
リリリリリ…
でるよ〜ン
DASH!
プシュー…
よかった間に合って…
は…はい
ハアハア…
ゼーゼー…
ちょっとぉ大丈夫?
す…すいません最近ずっとこんな感じで

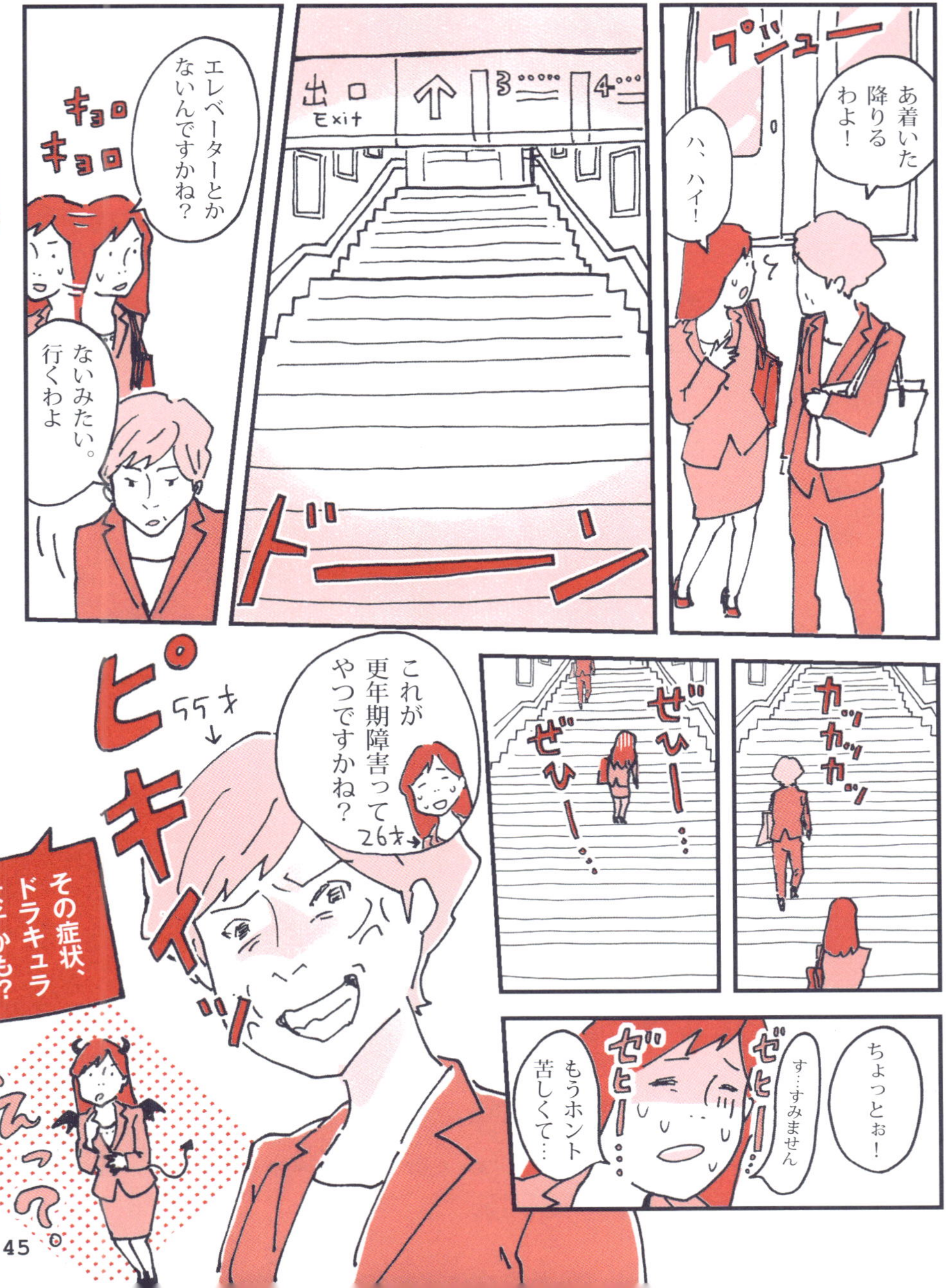
プシューー
あ着いた 降りるわよ！
ハ、ハイ！
出口
Exit
3
4
ドーーン
キョロ キョロ
エレベーターとかないんですかね？
ないみたい。行くわよ
カツカツカツ
ぜひー ぜひー…
これが更年期障害ってやつですかね？
26才
55才
ピキィッ
ちょっとぉ！
す…すみません
ゼヒー ゼヒー…
もうホント苦しくて…
その症状、ドラキュラ女子かも？
えっっ？

ドラキュラ女子 File 2

ログセは「トシのせい」女子

―体力の衰えもすべてはトシだから―

ドラキュラ女子度
★★★★★

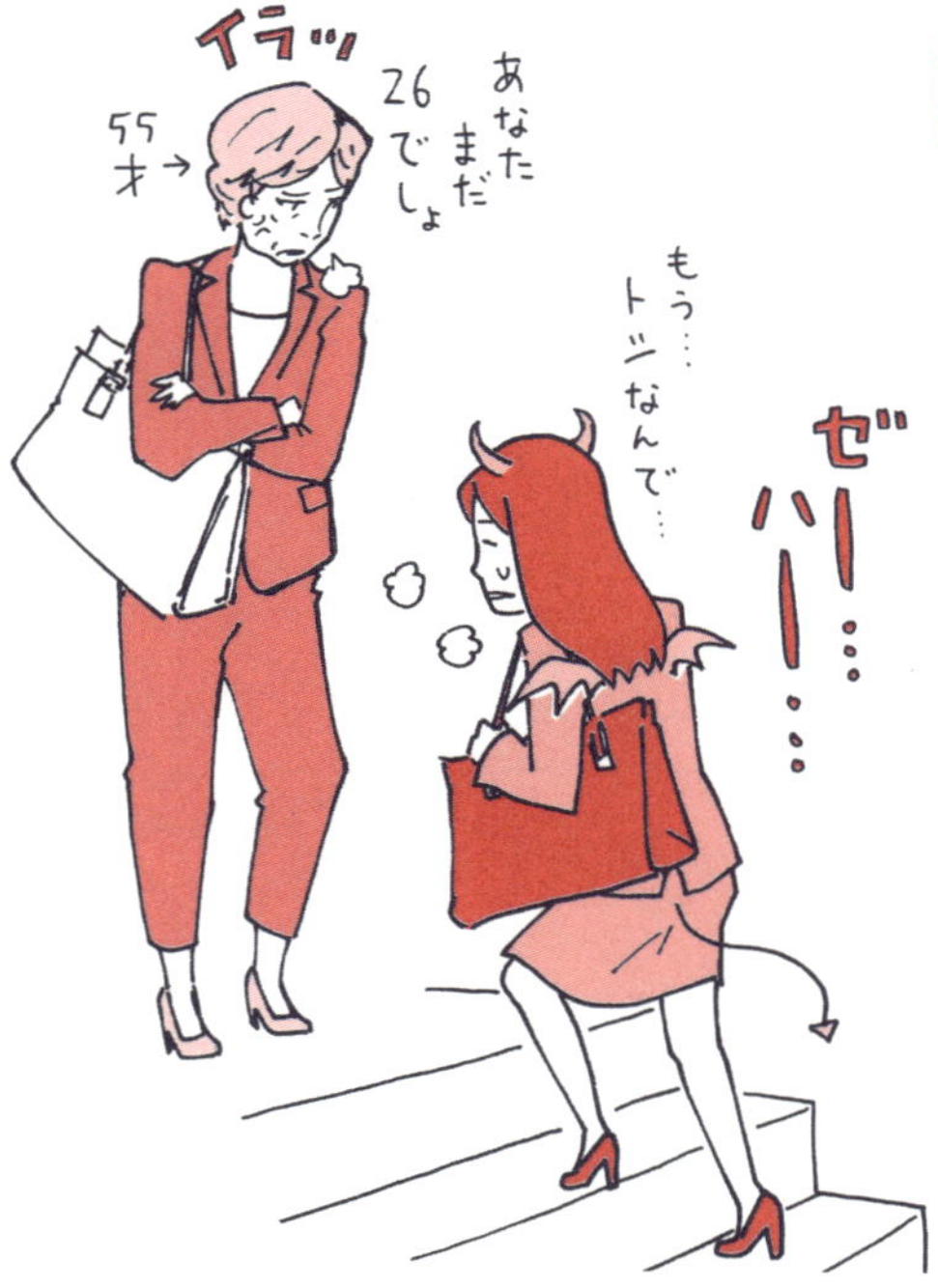
イラッ
55才→
あなたまだ26でしょ
もう…トシなんで…
ゼハー…
ハー…

ログセは「トシのせい」女子って？

- **なんでもトシのせいにする**
  体力がないのも、すぐに息切れがするのも老化現象甚だしいトシになっているから。毎年1歳トシをとるのは誰でも同じ……のはず
- **年上の前でも「トシだから」**
  自分の倍以上年上の人の前でもおかまいなし。
  そのせいで顰蹙《ひんしゅく》をかってしまうことも
- **お年寄りにも心配される**
  階段をのぼればゼーゼー、横断歩道を小走りすればハーハー。
  周りのお年寄りだってあまりの体力のなさに心配顔。あの子、大丈夫？

有酸素運動、マッサージで体内の酸素めぐり力をアップ

ちょっと負荷をかけただけで息切れしちゃうのが貧血女子

たとえば駅の階段を友人と一緒にのぼって、彼女よりも息切れが長く強く続く。「どうして私だけ？」と思っていたら、たった5〜10分の早歩きですら息が上がるようになった。また、今までは平気だったのに、重たい荷物を運ぶと決まって呼吸が重くなる、なんていうのは貧血のせいかもしれません。そうした状況では、つい「トシのせいかも」「最近、運動不足で体力が落ちたし」と都合のいい解釈をしがちです。

私も階段がきつい時期に、「忙しくて体を動かしていないから息切れするのだろう」と思い込んでいたのですが、実は貧血だったという経験があります。貧血がよくなったらすっかり問題はなくなりました。

血液の酸素運搬力が低下した貧血の人は、安静な状態でも呼吸回数を増やしてより多くの酸素を全身にめぐらせようと無理しています。ですから、エネルギーを余計に使うような動作をすると、ますます呼吸が早くなってハーハーと息が切れます。その結果、息切れと同時に心臓がドキドキと高鳴る動悸を感じることも。これは体重の軽い重いにはまったく関係ありません。

酸素をめぐらすスロージョギングやふくらはぎマッサージ

体内の隅々に酸素をめぐらせるためには、有酸素運動が最適です。おすすめなのは、無理な負担をかけずにゆったり走るスロージョギング（P122〜123参照）。歩くくらいのスピードで楽に走ります。過激な運動だとかえって貧血を悪化させるので要注意ですが、無理なく続けられるスロージョギングには、酸素運搬機能を高めてヘモグロビンを増やす効果があります。

ふくらはぎマッサージ（P110〜111参照）で血流をよくするのも効果的です。第二の心臓といわれるふくらはぎは、滞りがちな下半身の血液を心臓に戻すポンプの役割を担っています。下半身には70％の血液が集まっていますから、ふくらはぎをもみほぐすと抜群に血のめぐりがよくなって、体のあちこちに酸素が届けられます。

道具要らずのうえにいつでもどこでもできますし、気持ちもいいので、ずぼらな人にもぴったり。私は半身浴しながらマッサージしています。

また、体の冷えは血行不良につながるので、湯船にじっくりと浸かる温浴で血流アップを心がけることも大切です。

脱ドラキュラ女子宣言！ 3章にある 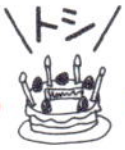

のついたトピックがトシのせい女子におすすめ

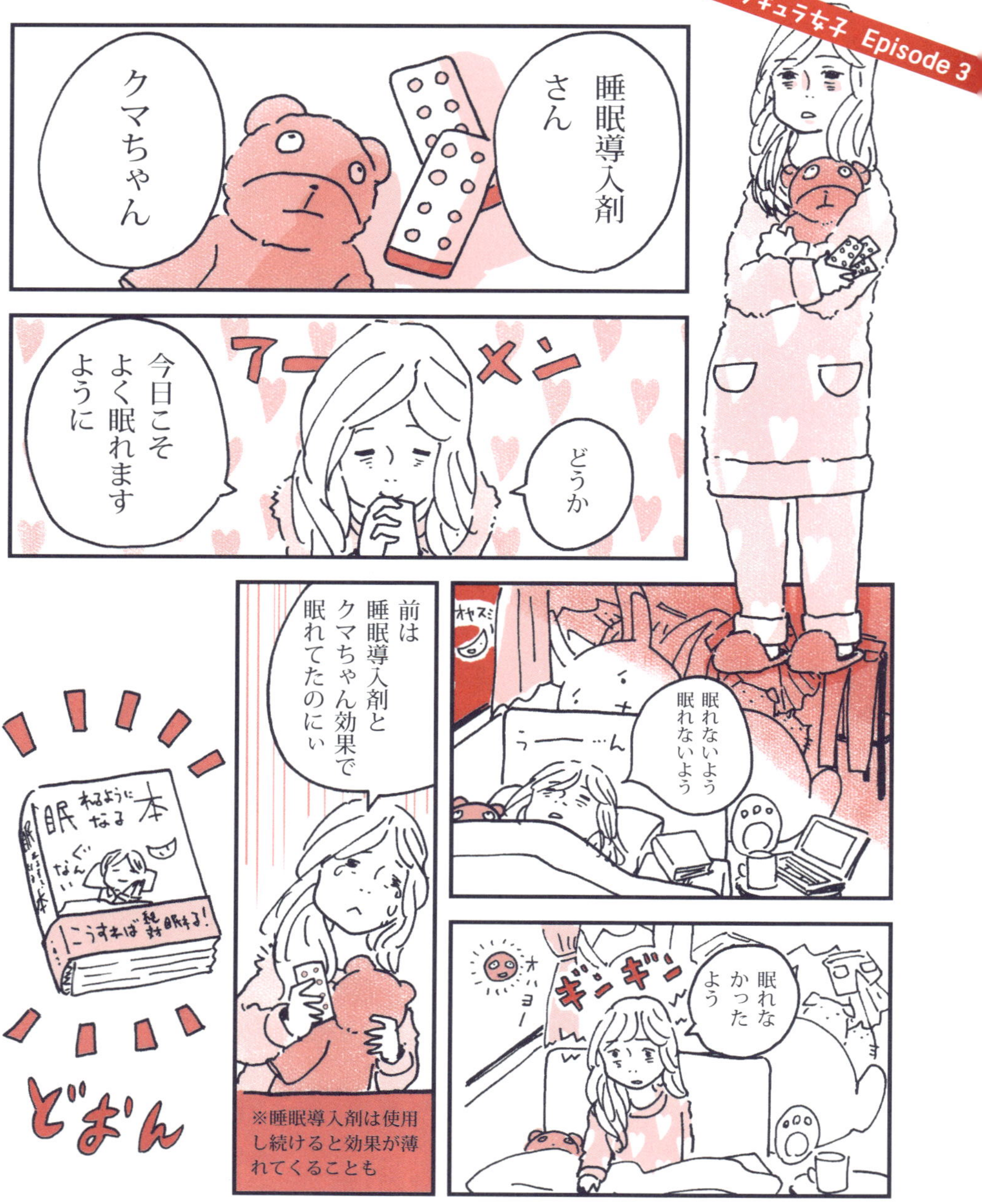
睡眠導入剤さん
クマちゃん
アーメン
どうか
今日こそよく眠れますように
オヤスミ
うーーん
眠れないよう眠れないよう
オハヨー
ギンギン
眠れなかったよう
前は睡眠導入剤とクマちゃん効果で眠れてたのにぃ
※睡眠導入剤は使用し続けると効果が薄れてくることも
眠れるようになる本
こうすれば絶対眠れる!
どよん

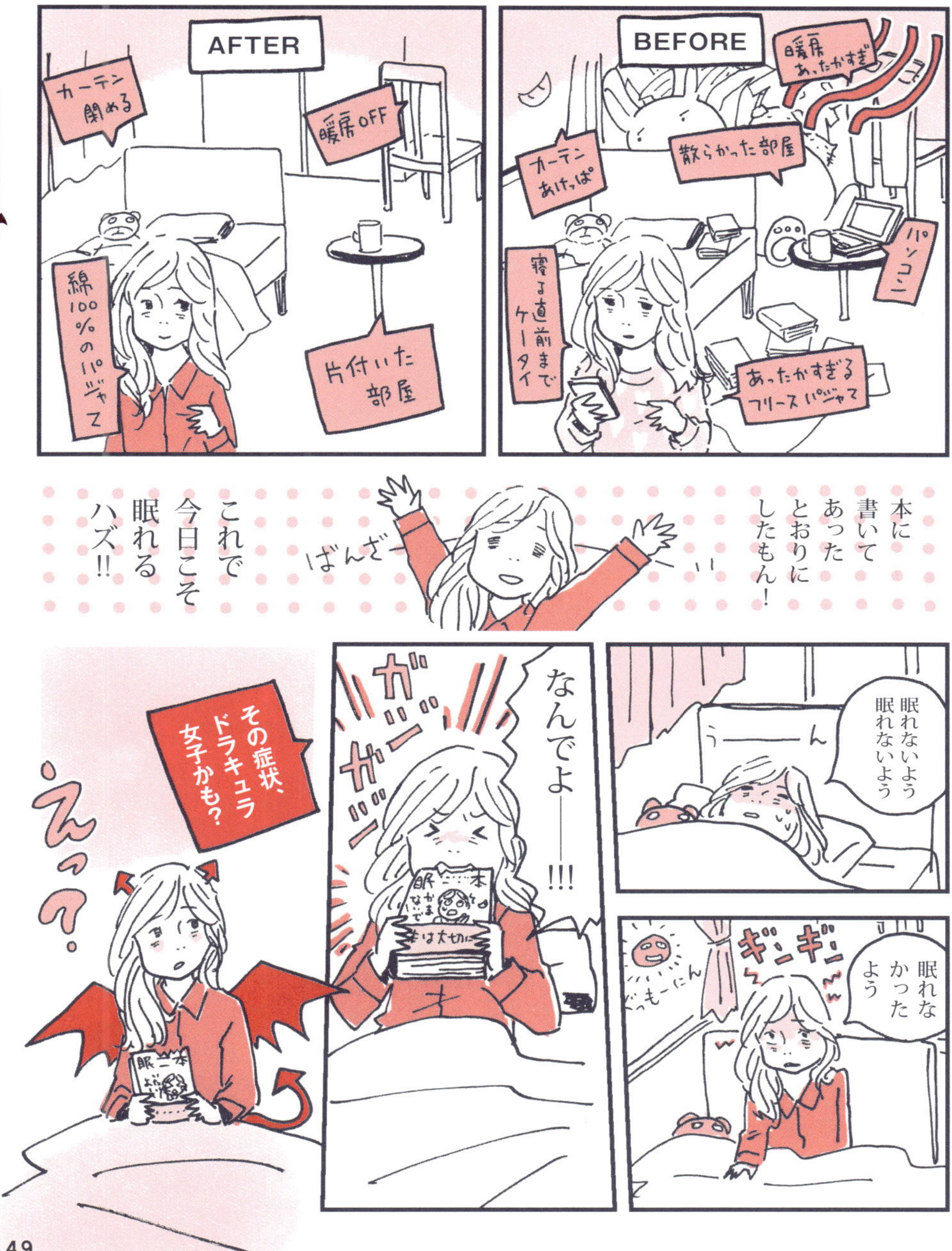
BEFORE
暖房あったかすぎ
カーテンあけっぱ
散らかった部屋
パソコン
寝る直前までケータイ
あったかすぎるフリースパジャマ
AFTER
カーテン閉める
暖房OFF
綿100%のパジャマ
片付いた部屋
本に書いてあったとおりにしたもん！
ばんざーい
これで今日こそ眠れるハズ!!
うーーん
眠れないよう眠れないよう
ぐっもーにん
ギンギン
眠れなかったよう
ガーガー
なんでよーー!!!
その症状、ドラキュラ女子かも？
えっ？

ドラキュラ女子 File 3

目の下のクマがトレードマーク女子

—スマホと睡眠薬、ぬいぐるみがあればきっと眠れる—

ドラキュラ女子度
★★★★★

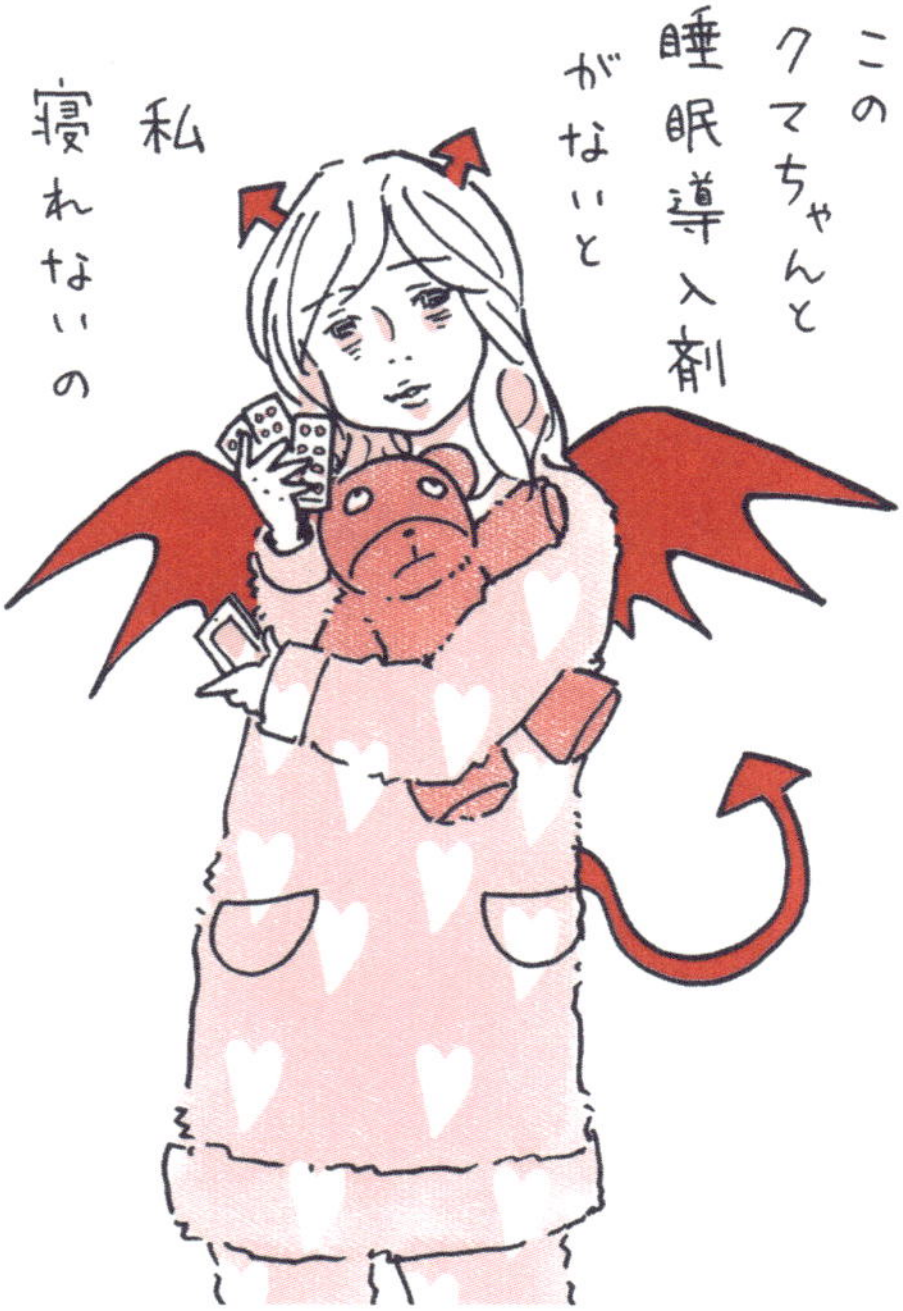

このクマちゃんと
睡眠導入剤
がないと
私
寝れないの

目の下のクマがトレードマーク女子って？

- **目の下のクマがデフォルト**
  毎日毎晩、眠れないのが当たり前。
  そんな生活を続けていれば目の下のクマも当たり前のことに
- **幸薄〜いオーラが出ている**
  寝ていなければ疲れもとれない。
  いつもなんだかどんよりしていて幸せには到底見えないよね
- **睡眠導入剤がないと眠れないと思い込んでいる**
  睡眠導入剤は私のお守り。手元にないと不安で不安で眠れない！
  でもそれって薬に依存しているだけじゃない？

安眠できる環境づくりが先決。気軽に睡眠導入剤を投入しない！

呼吸が浅くて息苦しくなり、夜中に何度も目が覚める

貧血で眠れないという場合、精神的なストレスが原因の不眠症とは異なり、まったく眠れないということはありません。私が貧血のときには、夜中に息苦しい感じで目が覚めて、「呼吸がすごく浅くなっているな」と思いながらふたたびウトウトするといった感じでした。これをひと晩に何度もくり返すので、朝起きても熟眠感が得られません。ですからいつも睡眠不足で、休日は寝床からほとんど出られませんでした。

眠れない＝貧血という考え方は唐突かもしれませんが、眠れない原因をひとつずつ見直してもまだ熟睡できないようであれば、貧血の疑いがあります。

鉄分不足の貧血の人に多いといわれる、むずむず脚症候群（P118〜119参照）をご存じでしょうか。じっとしているとき、太ももやふくらはぎ、足の裏にまるで虫がはっているような不快な感覚が起こり、ソワソワ、イライラ。脚を動かさずにはいられなくなってしまう病気です。特に夜、布団に入って横になると症状が現れやすいので、それによって眠れないと悩まされることになります。

寝室の明るさ、パジャマなど、寝室環境を再チェックして！

患者さんと話していると、睡眠時間（P108〜109参照）と寝室環境が好ましくないケースが意外と多いように感じます。カーテンがなかったり、電気をつけたまま眠っていたり、ベッドの周りが散らかっていたり。「そういえば夜中にゴーゴー響く冷蔵庫の低音が耳にさわって、何度も目が覚めていました」と会話していくうちに思い出したという人も。まずは安眠できる寝室になっているかどうか見直してみましょう。

眠るときはパジャマがいちばんです。冬に寒いからとフリースを着て眠ると、最初は布団が冷たいから暖かく感じて気持ちよくても、そのうち熱がこもって寝苦しくなります。熱くなって目が覚めて布団をはぎ、今度は寒くなってまた目が覚めて……をくり返していると眠れません。

また、最近は寝ながらスマホが増えていますよね。そんな夜を重ねていると、ブルーライトの青白く強い光の影響で脳が興奮し、なかなか寝つけません。

「だったら薬で眠ればいいや」と気軽に睡眠導入剤を飲むオトナ女子も多いようですが、安易に薬に頼るのは考えものです。

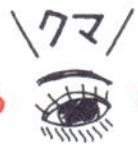

脱ドラキュラ女子宣言！ 3章にある クマ のついたトピックが目の下のクマ女子におすすめ

ガタンガタン
…
あ なんか…頭がフワフワする？
?
スゥッ
はっ
大丈夫ですか!?
あ…ハイ…
ぽー…
原宿ー
スクッ
…大丈夫か
フラフラッ

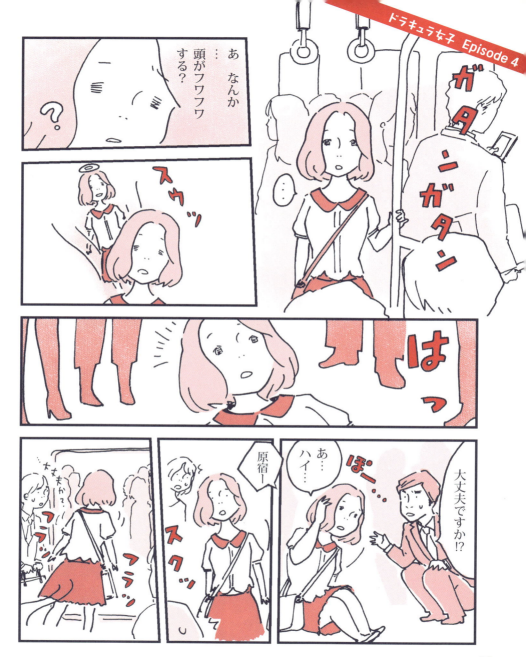

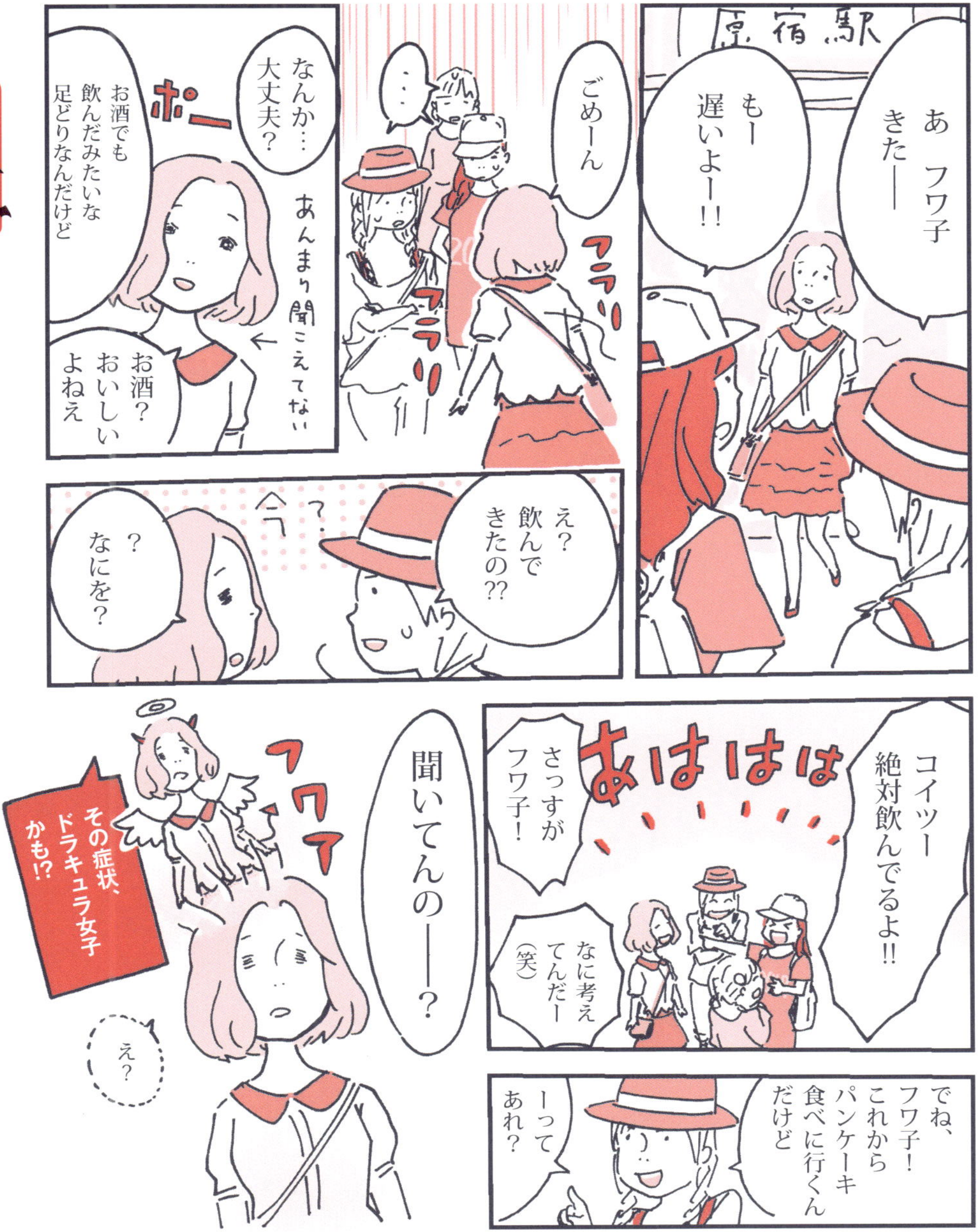
原宿駅
あ フワ子 きた——
もー 遅いよー!!
ごめーん
…
フラフラ
なんか… 大丈夫?
あんまり聞こえてない
ポー
お酒でも飲んだみたいな足どりなんだけど
お酒? おいしいよねえ
え? 飲んできたの??
? ?
? なにを?
コイツー 絶対飲んでるよ!!
あははは
さっすがフワ子!
なに考えてんだー(笑)
聞いてんの——?
フワア
え?
その症状、ドラキュラ女子かも!?
でね、フワ子! これからパンケーキ食べに行くんだけど
ーってあれ?

ドラキュラ女子 File 4

いつもフワフワ、不思議ちゃん女子

―人の話を聞いていない？　天然ではないんです―

ドラキュラ女子度
★★★★

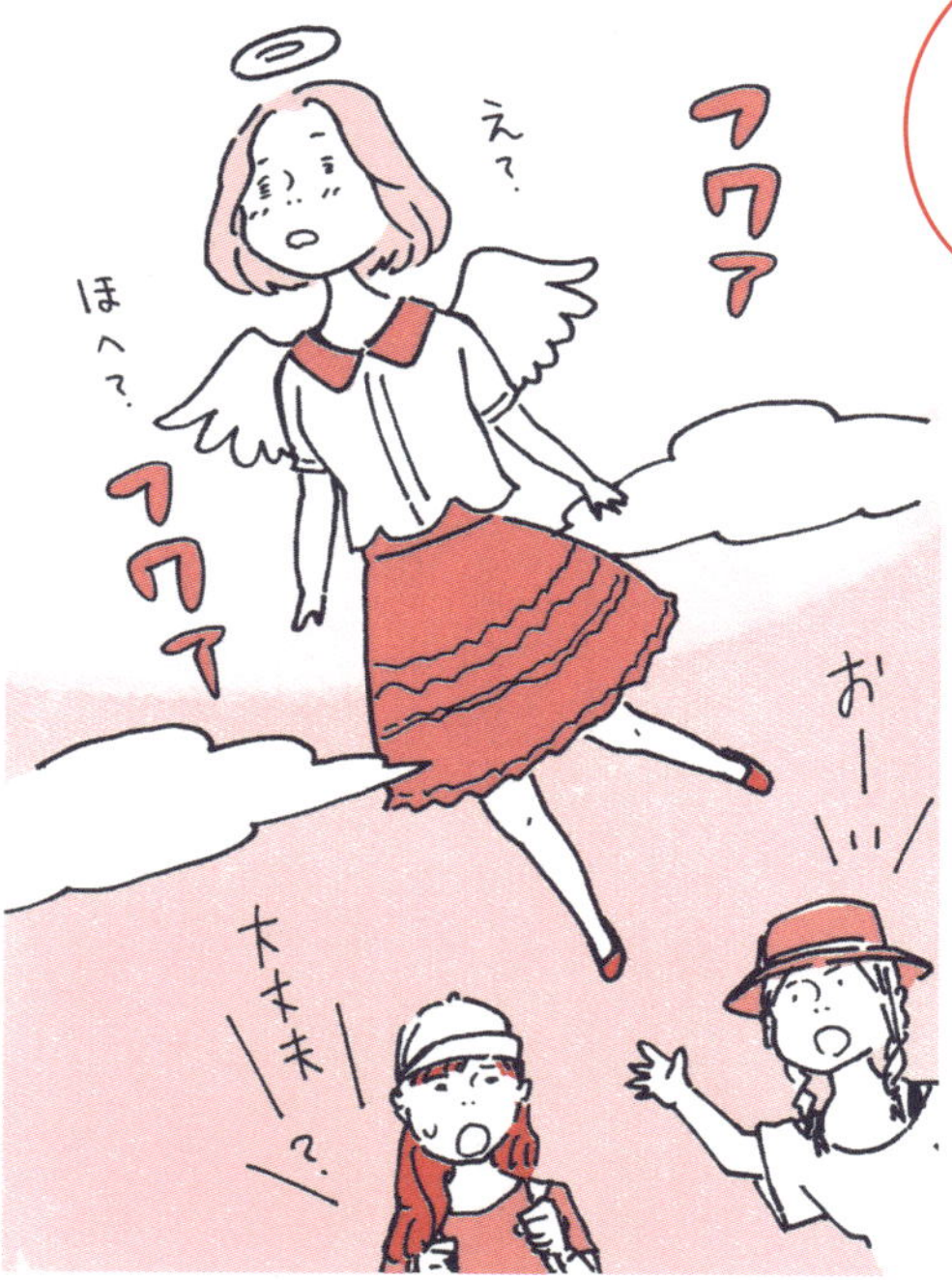

いつもフワフワ、不思議ちゃん女子って？

- **足元がおぼつかない**
  お酒を飲んでいるわけでもないのに、あっちにフワフワ、こっちにフワフワ。雲の上を歩いているかのよう
- **朝はいつもぼんやり。周りもヒヤヒヤ**
  睡眠不足でもないのに、いつも頭がぼんやりしている。本人は自覚ないけど、心もとない様子に周りもハラハラしちゃう！
- **周囲の人に理解してもらえないことが**
  本人はしっかり聞いているつもりでも、なんだか心ここにあらず。「ねえ？　聞いてる？」――時に相手を怒らせてしまうことも

食事と睡眠を整えたら、エクササイズや体操をコツコツ続ける

めまいは酸素不足の脳の悲鳴。1日に数回くり返すことも！

貧血になると全身をめぐる酸素の量が少なくなるので、当然ですが脳も酸素不足になってしまいます。脳は体内の酸素の¼近くを消費するほど、たっぷりの酸素が必要不可欠な器官。そんな脳が酸欠になって、「助けてくれ！」と悲鳴をあげている表れとして、めまいが起こるのです。

貧血のめまいは足元が安定しないフワフワとした浮動性のもので、風に舞う木の葉のように、ふわーと宙を漂っているような、なんとも心もとない苦しさです。まっすぐ歩けなくなったり、じっと座っていられなくなったり。そんな症状を１日に数回くり返す人も多く、しばらく休むと落ち着くのですが、いつ起こるかわからないので常に不安がつきまといます。

実情を知らない他人からは、「彼女、人の話を聞いていないよねぇ。正体不明の不思議ちゃん」とつかみどころがない性格の女子に見えてしまうことも。実はめまいのせいであって、本人のキャラクターとは無関係なのにソンな話です。もちろん、自分自身も日々のパフォーマンスが下がるので、つらさをかみしめています。

食事と睡眠で基礎がため。体もコツコツ動かし続ける

とにかく血を増やすために鉄分たっぷりの食事を心がけてください。そして、しっかり眠ること。いちばん大切なのは、とてもシンプルなことですが、やはり食事と睡眠です。そうしてきちんと脱ドラキュラ女子の基礎をかためたうえで、ほかの対処法を取り入れるのがベター。

鉄分サプリメント（P96〜97参照）やフワフワめまいに効く漢方薬（P98〜99参照）を服用したり、貧血のツボ（P100〜101参照）を押したりと、あなたに合ったセルフケアを見つけましょう。長続きするものがいいですね。

また、めまいが落ち着いているときに、筋力アップのエクササイズ（P102〜103参照）や首ストレッチ（P106〜107参照）などで、脳の酸素不足を解消することも効果的です。

体を動かすことに慣れて体力がついてきたら、少しずつラジオ体操（P120〜121参照）やスロージョギング（P122〜123参照）にも挑戦してみてはいかがでしょう。体内の酸素めぐり力を高めるべく、無理せずコツコツ続けてください。

脱ドラキュラ女子宣言！ 3章にある“フワ”のついたトピックがいつもフワフワ女子におすすめ

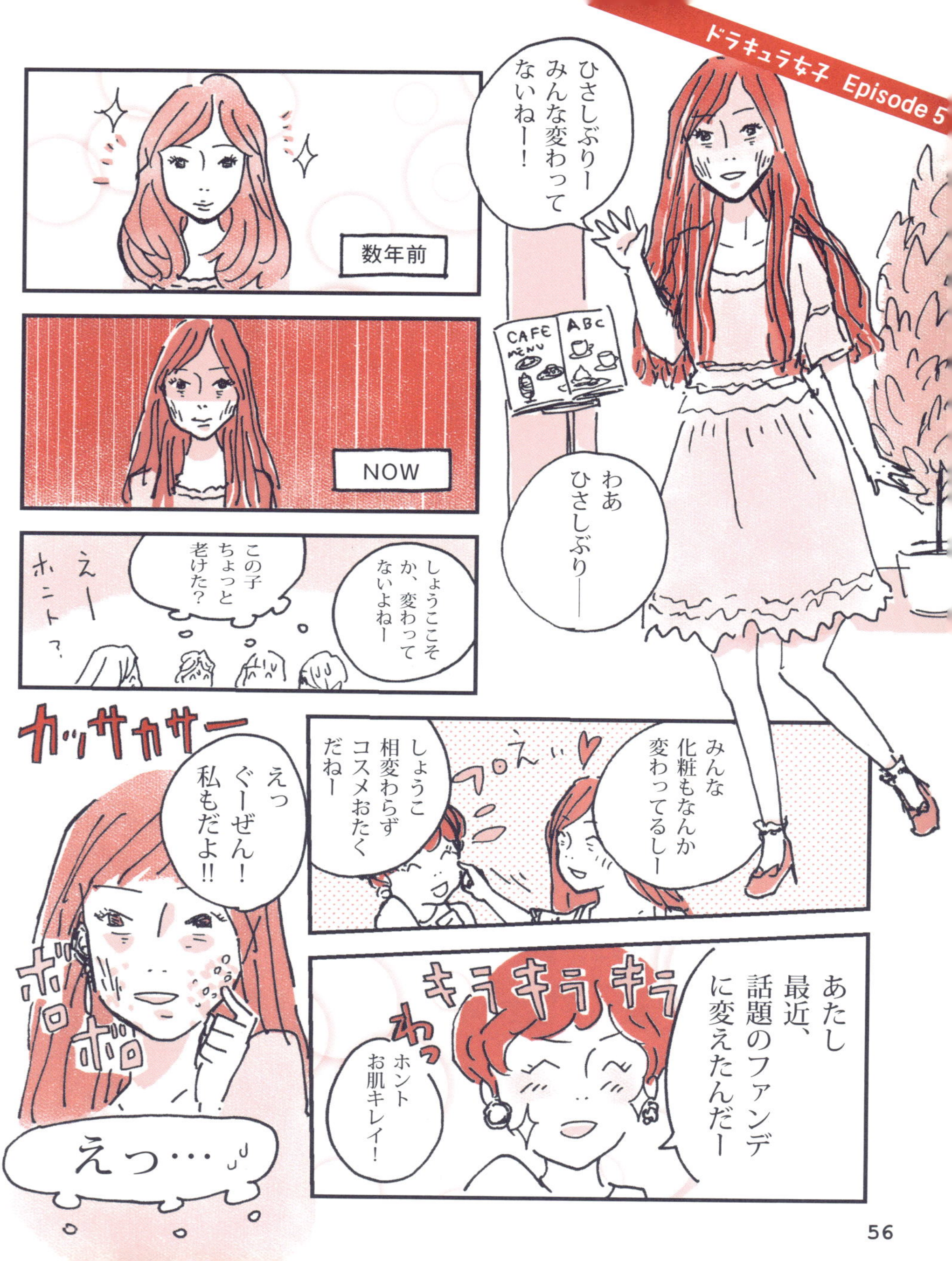
ドラキュラ女子 Episode 5
ひさしぶりー
みんな変わってないねー！
わあ
ひさしぶりー
数年前
NOW
しょうここそ
か、変わって
ないよねー
この子
ちょっと
老けた？
えー
ホント？
みんな
化粧もなんか
変わってるしー
えへ
しょうこ
相変わらず
コスメおたく
だねー
カッサカサー
えっ
ぐーぜん！
私もだよ!!
ボロボロ
あたし
最近、
話題のファンデ
に変えたんだー
キラキラキラ
わっ
ホント
お肌キレイ！
えっ…

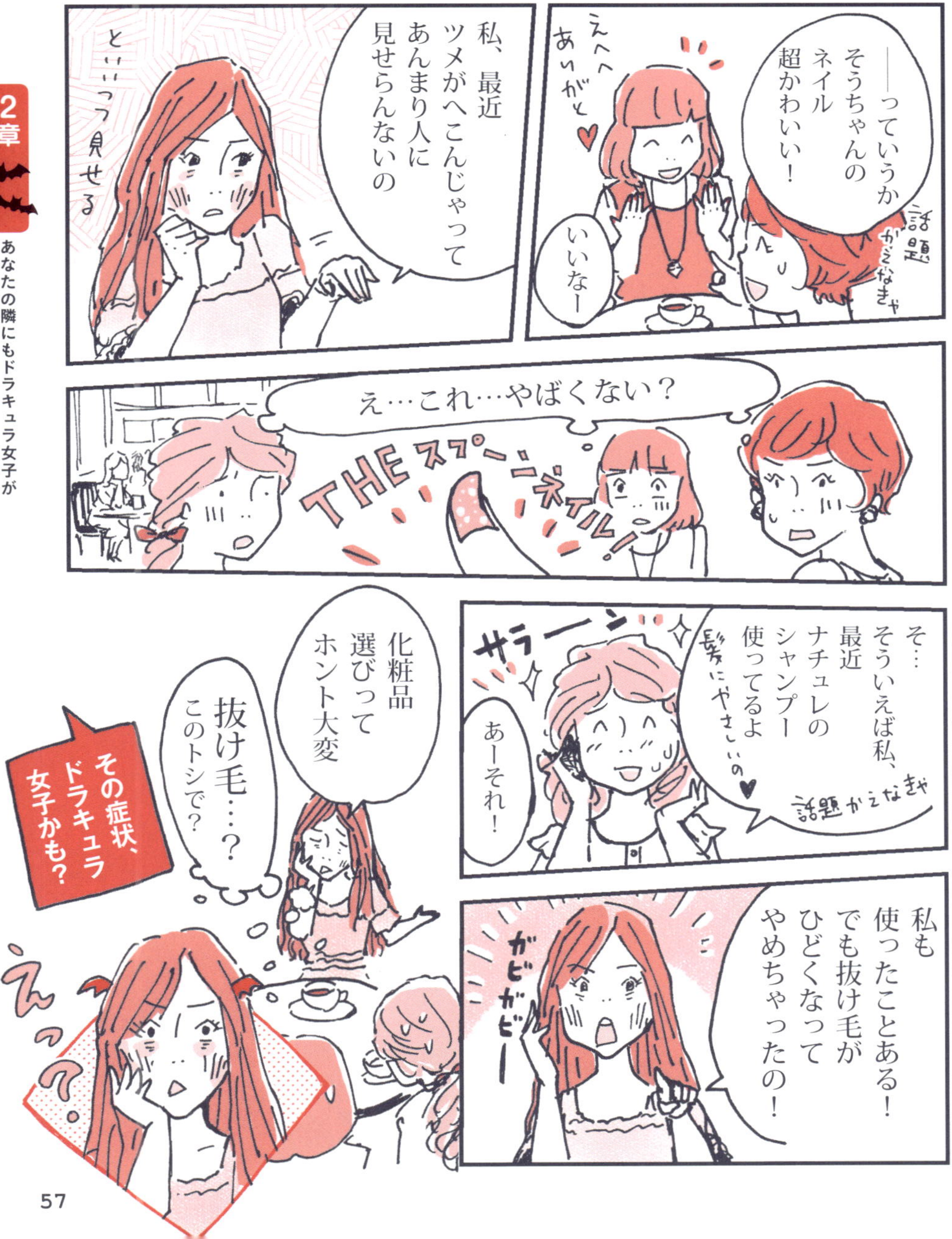
——っていうか そうちゃんの ネイル 超かわいい！
えへへ ありがと♥
いいなー
話題かえなきゃ
私、最近 ツメがへこんじゃって あんまり人に 見せらんないの
といいつつ見せる
え…これ…やばくない？
THEスプーンネイル！
そ…そういえば私、最近 ナチュレの シャンプー 使ってるよ
髪にやさしいの♥
サラーーン
話題かえなきゃ
あーそれ！
化粧品 選びって ホント大変
抜け毛…？ このトシで？
その症状、ドラキュラ女子かも？
私も 使ったことある！ でも抜け毛が ひどくなって やめちゃったの！
ガビガビーー
えっ？

コスメおたく女子

―いろいろ試しているけれど、なかなか合うのがないのよね―

ドラキュラ女子度
★★★★

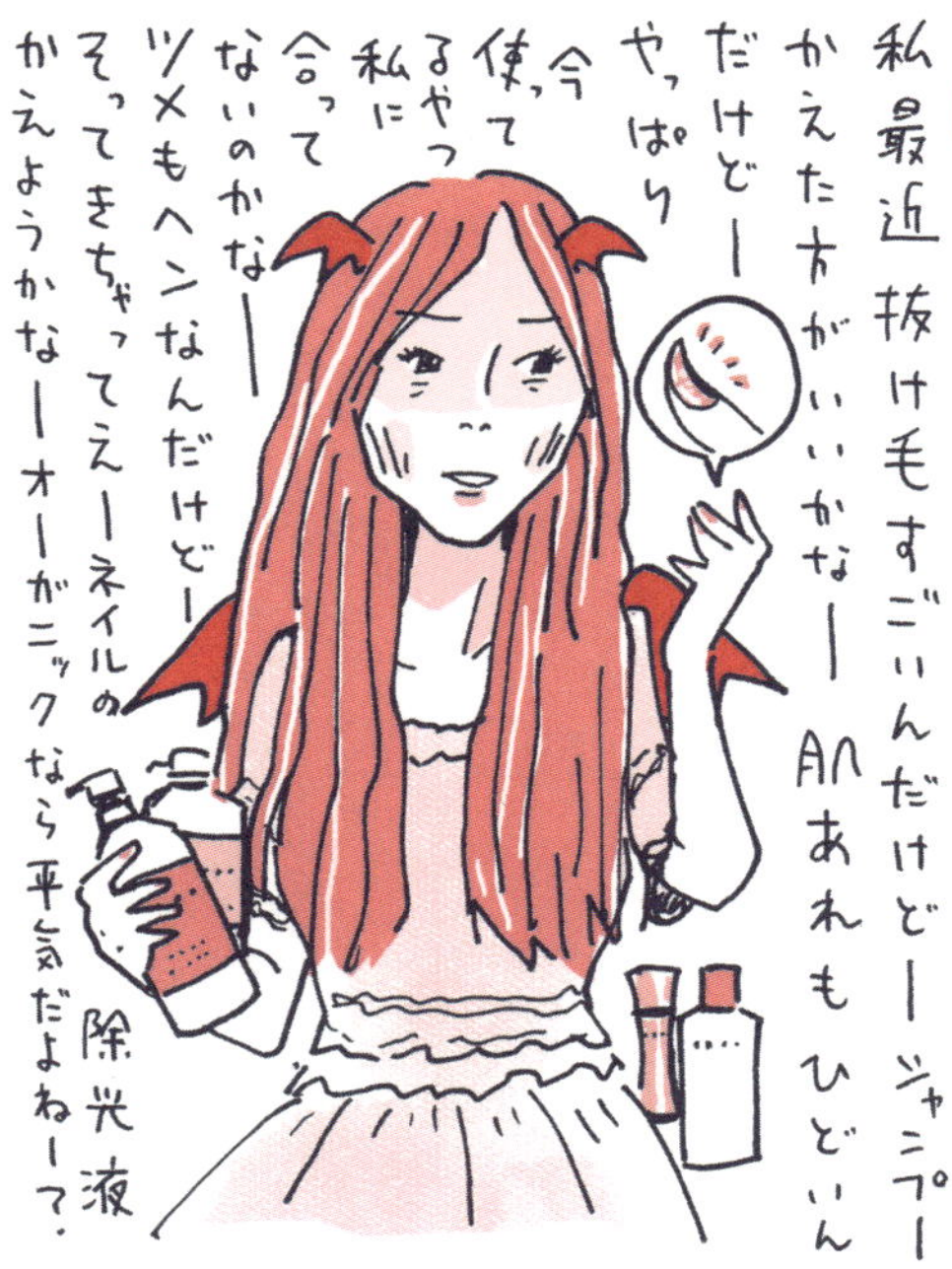

私最近抜け毛すごいんだけどーシャンプーかえた方がいいかなー あれもひどいんだけどーやっぱり
今使ってるやつ私に合ってないのかなーー
ツメもヘンなんだけどーそってきちゃってえーネイルの除光液かえようかなーオーガニックなら平気だよねーって？

コスメおたく女子って？

- **化粧品を替えれば、すべて解決すると信じている**
「私の肌が荒れるのは、化粧品が合わないから。
いつか私の肌質にも合う化粧品が見つかるはず！」
- **いろいろなメーカーの商品に詳しい**
いろいろ試しているからこそ、コスメ情報はどんどん更新。
そんな彼女についたあだ名はコスメおたく
- **効果を実感できたことは、あまりない**
残念ながら、ぴったり合う化粧品にはいまだ巡り合えていない。
それどころか同年代の女子よりも老けてみられることも

脱ドラキュラ女子の目標は、潤いのある素肌、やわらかい頭皮

赤い色素の赤血球不足で、血色が悪く、老けた印象に

赤血球は赤い色素を持っているので、体内の赤血球が少ないドラキュラ女子は健康な女子より皮膚の色がワントーン薄い、血色の悪い状態です。顔が青白くなるだけでなく、唇も目の白目部分も青っぽくなり、色白美人というより、残念ながら年齢よりかなり老けた印象になってしまいます。

また、体の酸欠で新陳代謝も鈍り、古い細胞から新しい細胞へ生まれ変わるのにより多くの日数が必要になります。古い細胞の滞在時間がぐんと長くなるので、悲しいかな、肌の水分は失われてシワやカサツキが目立ち、湿疹も出やすいバッドコンディションになってしまうのです。

同様の理由で、頭皮にも悪影響が。髪の毛は頭皮の毛根部が細胞分裂して毛を作り、外へと伸びていきます。毛根の細胞が酸欠になると、髪は細くなり、抜け毛や切れ毛、枝毛が増えます。

そして、爪にも不健康な変化が生じます。健康な爪が作れないので青白くなったり、割れやすくなったり。貧血の証であるスプーンネイルになる可能性は、手と足の全部の指にあるのです。

肌色をワントーン上げてナチュラルな印象を目指せ！

いくらメイクアップの達人でも、ノーメイクの状態がすさまじく不健康では美しくはなれません。肌色をワントーン上げて明るくナチュラルな印象にするため、メイクの技を磨く前に、まずは鉄分を含む食材をせっせと食べてください。

そして、できるだけ23時までに就寝（P108～109参照）して睡眠を確保するよう心がけましょう。

オトナ女子世代の肌に欠かせないのは、潤い（P112～113参照）です。素肌に浸透させた化粧水が蒸発しないように油分でフタをする基本のスキンケアを守り、肌の保湿力をキープします。

抜け毛予防のためには、毎日のブラッシングで血めぐり力をアップさせてやわらかい頭皮にしておくことです。髪は眠っている間に育つので、洗髪は朝ではなく夜寝る前がベスト。そんな正しいヘアケア（P114～115参照）もお忘れなく。

スプーンネイルになったら、爪は3カ月のサイクルで生まれ変わるので、その間特に食事や生活習慣の改善に注意を払うようにしてください。

脱ドラキュラ女子宣言！ 3章にある ＼コスメ／ のついたトピックがコスメおたく女子におすすめ

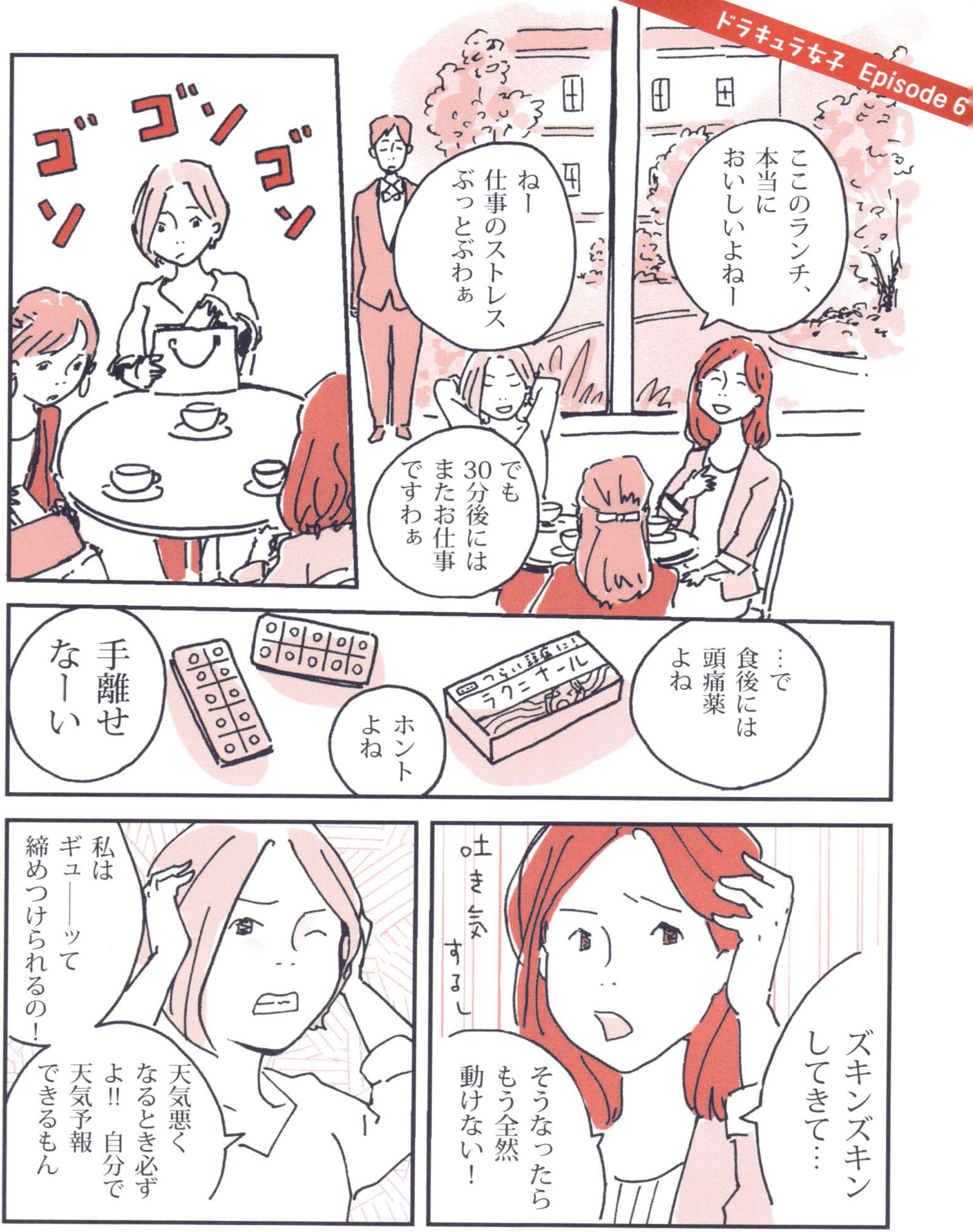
ここのランチ、本当においしいよねー
ねー 仕事のストレスぶっとぶわぁ
でも30分後にはまたお仕事ですわぁ
ゴンゴンゴン
…で食後には頭痛薬よね
ホントよね
ラクニナール
手離せなーい
吐き気するし
ズキンズキンしてきて…
そうなったらもう全然動けない！
私はギュー――ッて締めつけられるの！
天気悪くなるとき必ずよ!! 自分で天気予報できるもん

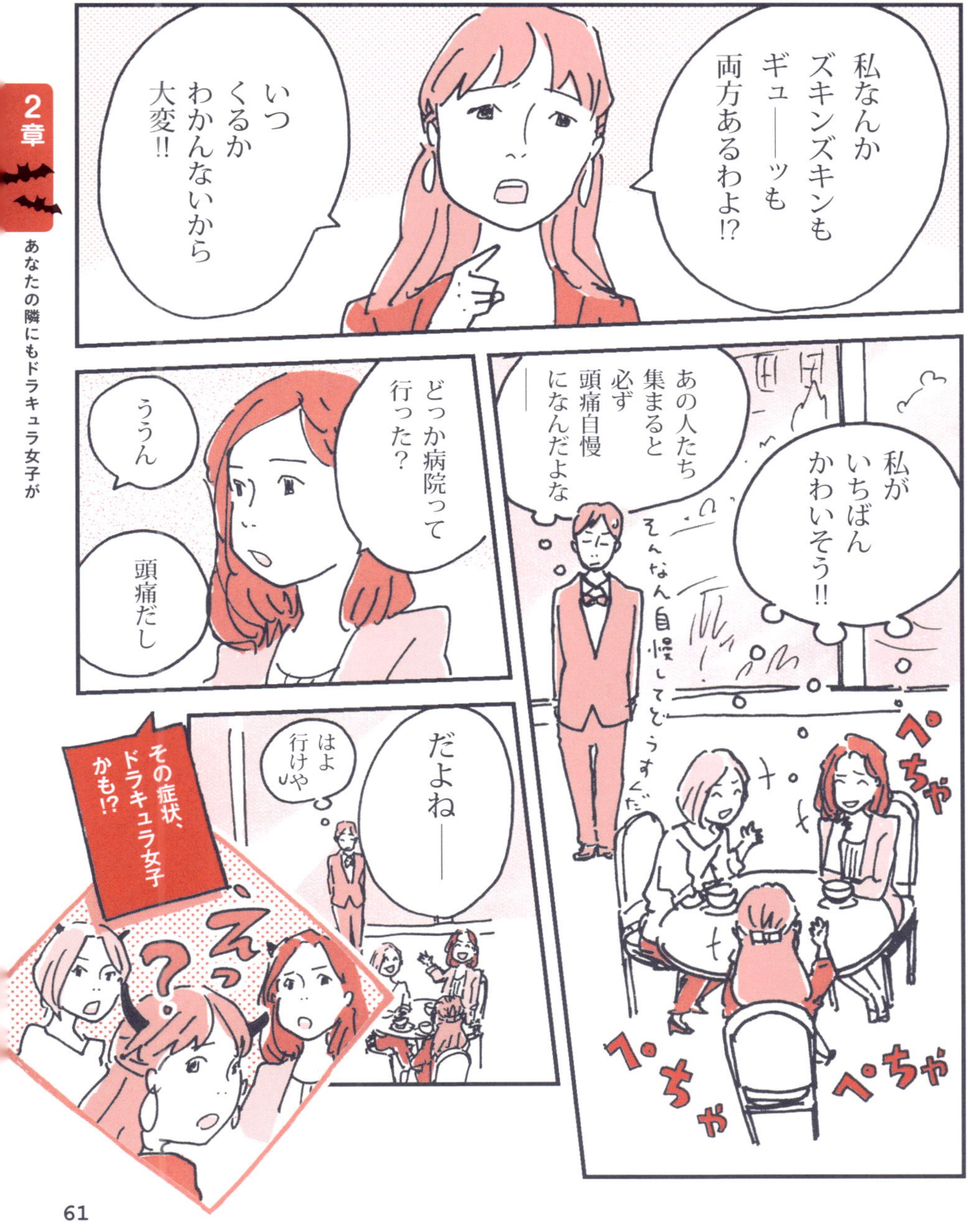
私なんかズキンズキンもギュ――ッも両方あるわよ!?
いつくるかわかんないから大変!!
私がいちばんかわいそう!!
あの人たち集まると必ず頭痛自慢になんだよな――
そんなん自慢してどうすんだ
ぺちゃ
ぺちゃ
ぺちゃ
どっか病院って行った?
ううん
頭痛だし
だよね――
はよ行けや
その症状、ドラキュラ女子かも!?

ドラキュラ女子 File 6

私たち、頭痛シスターズ

—顔を合わせれば、頭痛の自慢大会がスタート—

ドラキュラ
女子度
★★★★

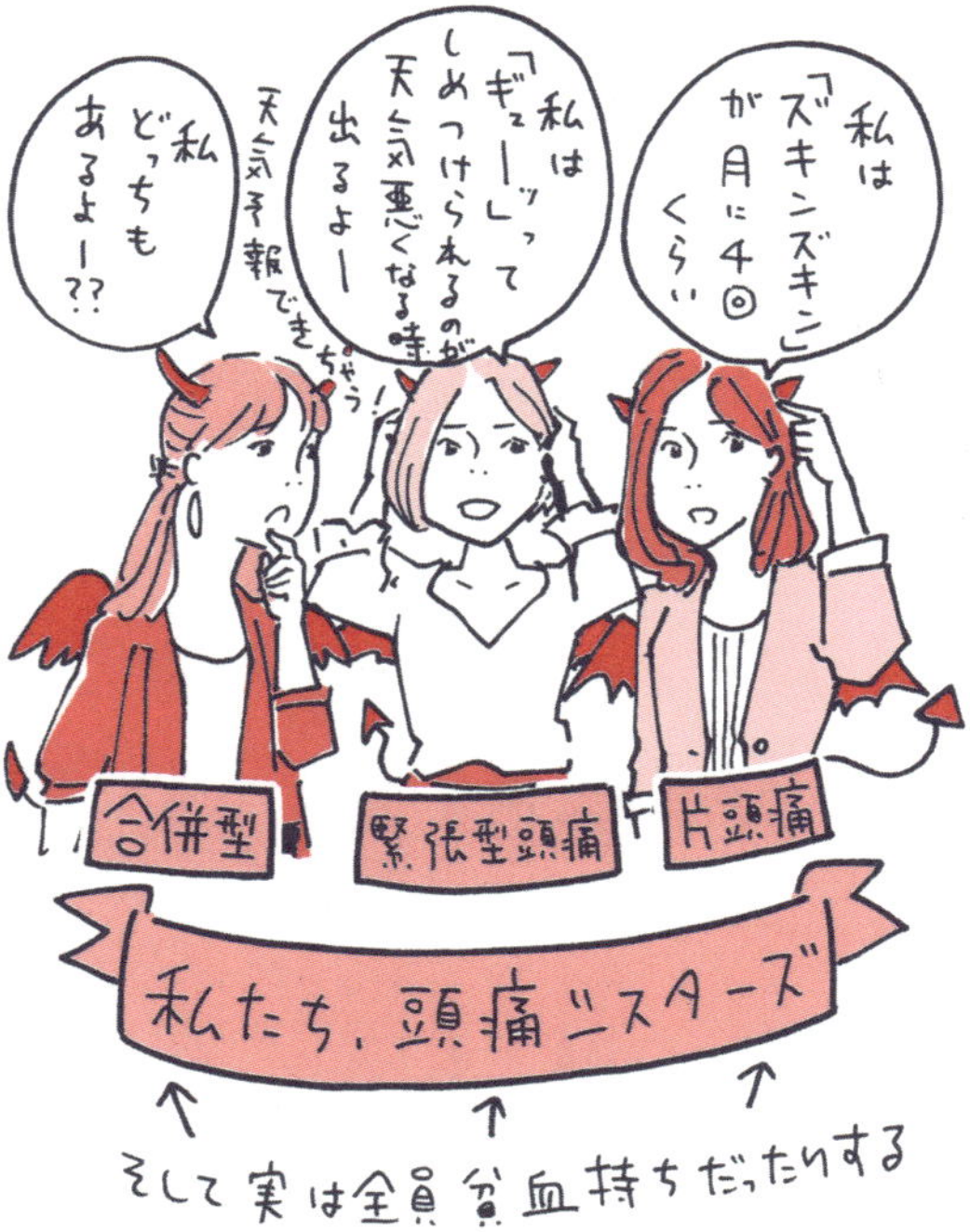

私たち、
頭痛シスターズ
って？

- **集まると、お互いの頭痛自慢になる**
  「私の頭痛は人とは違うのよね」とは、彼女たちの弁。
  「この間、こんなふうに痛くなって――」今日も頭痛談義に花が咲く
- **頭痛薬を常に持ち歩いている**
  頭が痛くなってからじゃ遅いから、食後にいつも頭痛薬。
  一時的に楽にはなるけど、頭痛持ちなのは変わらない……
- **ちゃんと病院に行ったことはない人も**
  頭が痛いのが普通、自分だけじゃないからと病院に行かずに、
  市販薬で済ませてしまうオトナ女子も多いとか

首や肩の緊張をほぐして、脳の血流をぐんぐんと高める

貧血は頭痛のリスクファクター。頭痛持ちの貧血女子はご用心!

ドラキュラ女子全員がおしなべて頭痛に苦しむわけではありません。もともと頭痛持ちのドラキュラ女子は、貧血で脳が酸欠状態になると、今まで以上に頭痛を起こす回数が増えてしまうのです。

たとえば脳の血管が拡張して、その周りの神経が刺激されることでズキンズキンと痛む片頭痛が今まで月2回だったのに、週1回ペースで起こるようになる。体と心のストレスが原因でギューッと圧迫されるような緊張型頭痛が月15回以上もくり返される。また、その片頭痛と緊張型頭痛の合併型タイプが毎日続くなど。もし、目の奥がえぐられるような痛みが続くようなら群発頭痛の可能性もあります。

もともと悩みの種だった頭痛が、しつこくくり返されるようになったら、貧血を疑ってみましょう。気圧の変化や飲酒、風邪などと同様に、貧血も頭痛のリスクファクターのひとつです。「頭痛薬を試しても治らなかったのに、貧血がよくなったらピタッと頭痛がおさまりました」という患者さんもいます。また、完全になくならなくても、回数が減ったり、頭痛が軽くなったりします。

おすすめは首ストレッチ、頭皮ブラッシング、目のケア

気軽に頭痛薬を服用するオトナ女子、とても多いと思っています。うまく活用できているうちはかまいませんが、頼りっきりですっかり手放せない状態になっていませんか?頭痛薬の服用以外にも、あなたにできることを試してみましょう。

まずは首ストレッチ(P106~107参照)。首や肩の後ろの筋肉が固くなると、その筋肉を貫くように後頭部まで通じている神経を締めつけて、特に緊張型頭痛がひどくなります。首のストレッチでこりをほぐしましょう。首や肩の緊張がほぐれると、脳の血のめぐりがスムーズになります。また、固くなったりむくんだりしている頭皮をブラッシングしても、血流がよくなってスッキリします。さらに、眼精疲労が原因で頭痛を起こすこともあるので、こまめに目のトラブルのセルフケア(P116~117参照)をしておくのもおすすめ。

日常生活がままならないほど四六時中つらい頭痛に悩まされ、貧血の他の症状も出ているような状態なら、医師に相談して鉄剤(P138~139参照)を処方してもらうのも一案です。

脱ドラキュラ女子宣言! 3章にある \頭痛/ のついたトピックが頭痛シスターズにおすすめ

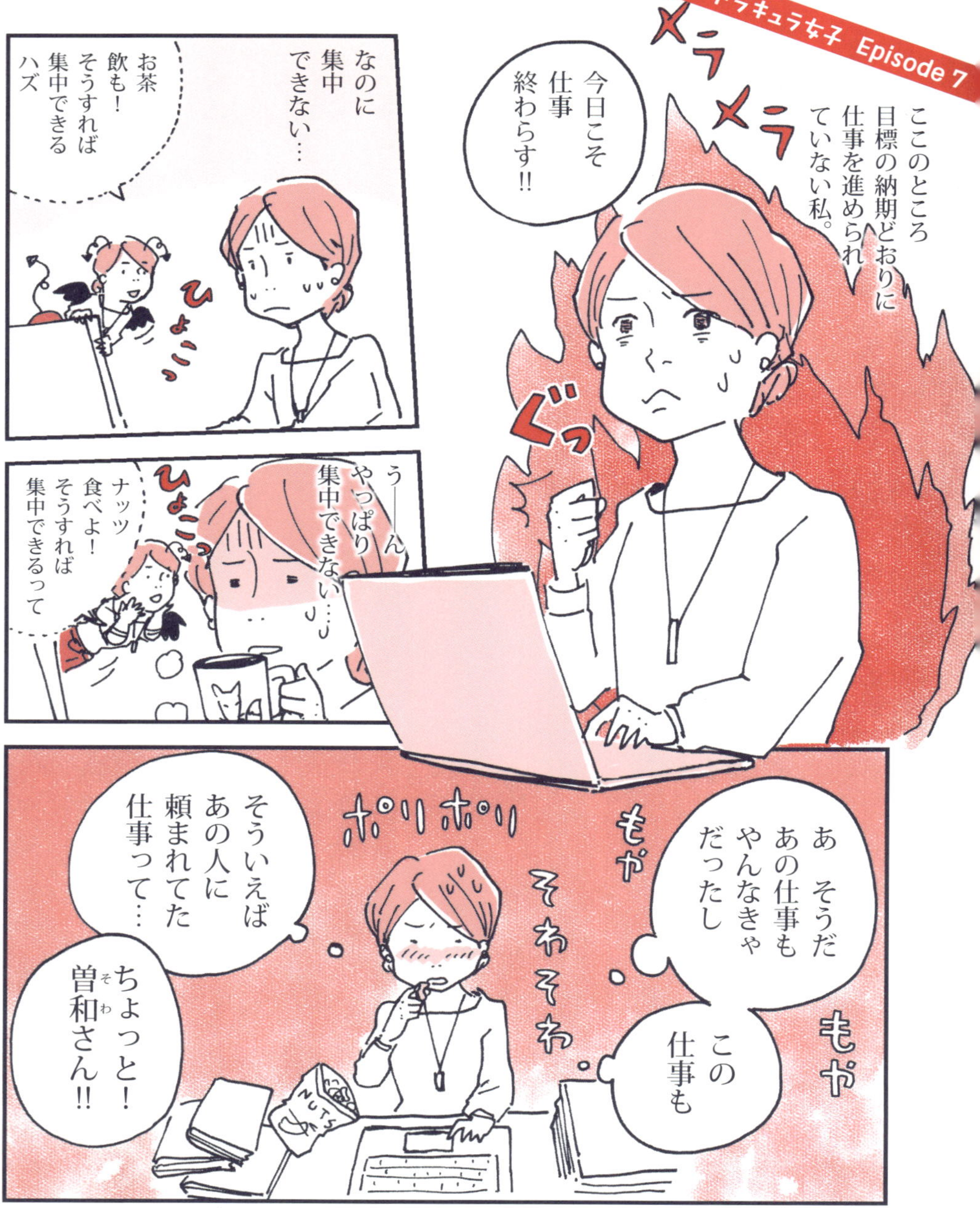

メラメラ
ここのところ目標の納期どおりに仕事を進められていない私。
今日こそ仕事終わらす!!
ぐっ
なのに集中できない…
お茶飲も！そうすれば集中できるハズ
ひょこっ
うーーん やっぱり集中できない…
ナッツ食べよ！そうすれば集中できるって
ひょこっ
ポリポリ
もや
あ そうだ あの仕事もやんなきゃだったし
もや
この仕事も
そわそわ
そういえばあの人に頼まれてた仕事って…
ちょっと！曽和《そわ》さん!!
NUTS

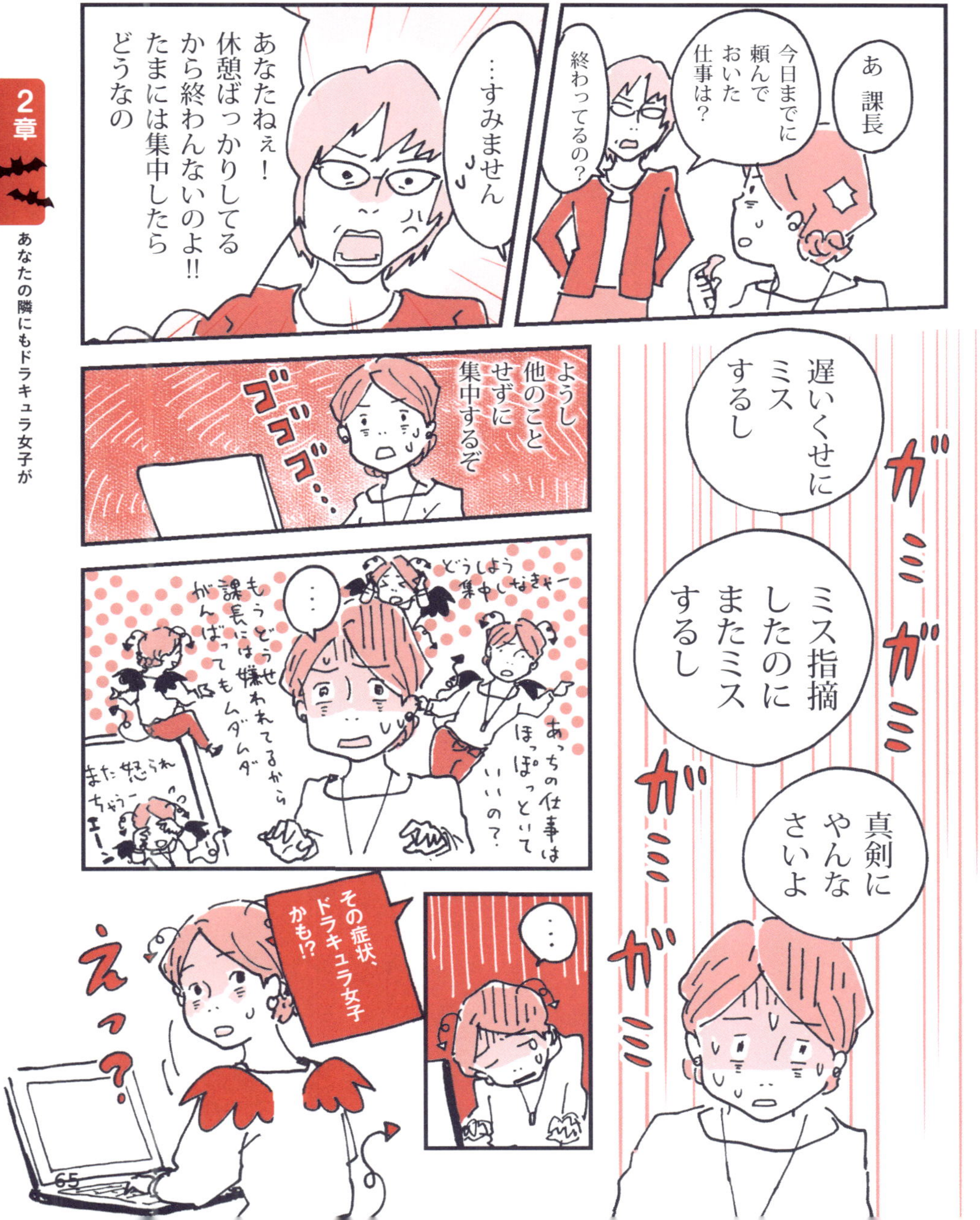
あ 課長
今日までに頼んでおいた仕事は？
終わってるの？
…すみません
あなたねぇ！休憩ばっかりしてるから終わんないのよ!! たまには集中したらどうなの
遅いくせにミスするし
ミス指摘したのにまたミスするし
真剣にやんなさいよ
ガミガミガミガミガミガミ
ようし他のことせずに集中するぞ
ゴゴゴ…
…
どうしよう集中しなきゃー
もうどうせ課長には嫌われてるからがんばってもムダムダ
あっちの仕事はほっぽっといていいので？
また怒られちゃうー
エーン
…
その症状、ドラキュラ女子かも!?
えっ？

ドラキュラ女子 File 7

あ、コレやらないと！ 女子

―いつもそわそわ落ち着かない。アレもコレもやらなきゃ―

ドラキュラ女子度
★★★

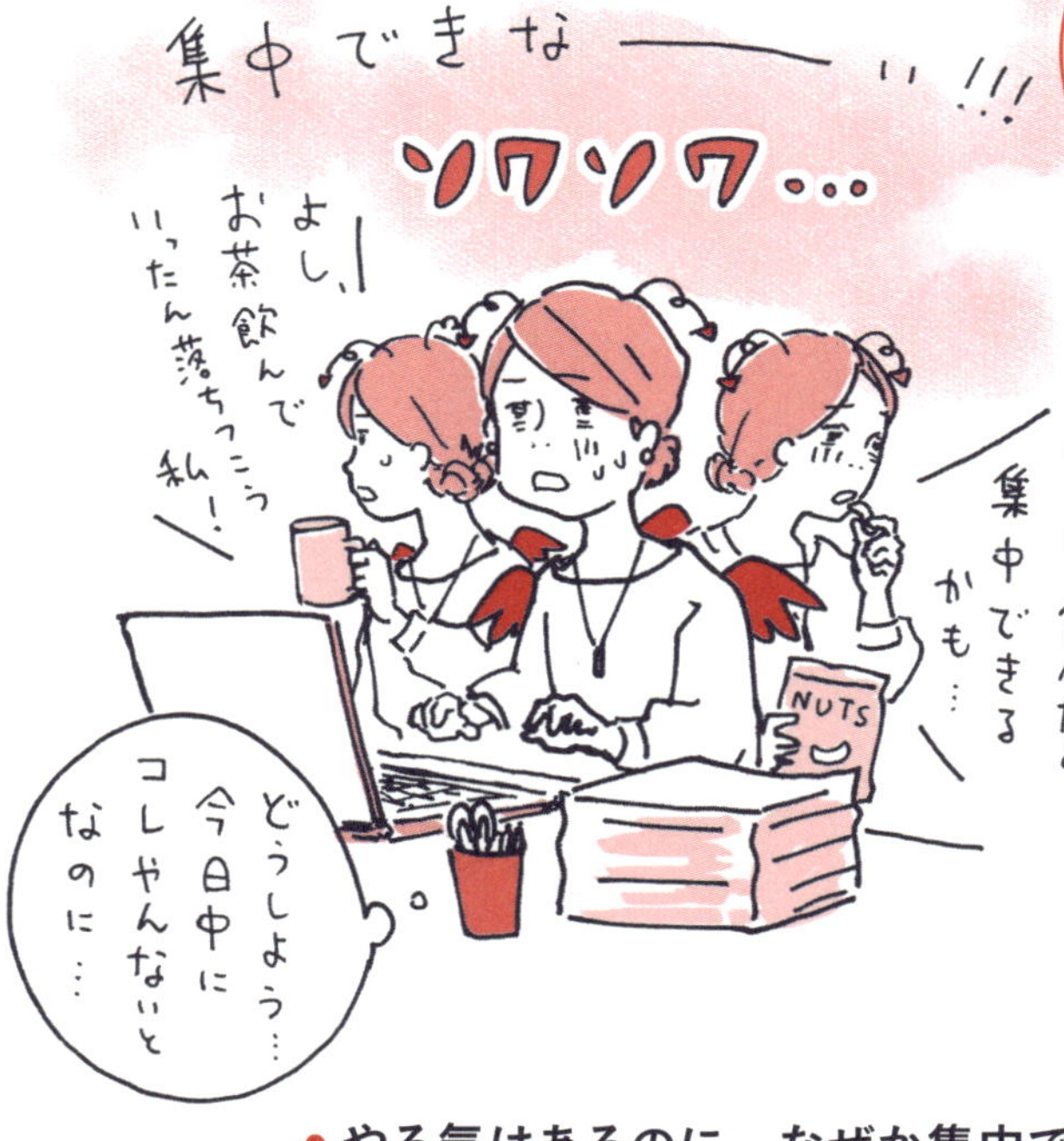

集中できなー――――い!!!
ソワソワ…
よし、お茶飲んでいったん落ち着こう私！
ナッツ食べたら集中できるかも…
NUTS
どうしよう…今日中にコレやんないとなのに…

あ、コレやらないと！女子って？

- **やる気はあるのに、なぜか集中できない**
  やることはたくさん。早く終わらせなきゃと思うのに、気持ちが落ち着かない。アレコレと進めては、ソワソワソワ……
- **「集中できる方法」をいろいろ試しても集中できない**
  巷でいわれるウワサの集中力アップ法があれば、さっそく試してみるものの、やっぱり長続きしない。もう、どうしたらいいのー？
- **周りにはやる気がない人間だと思われることも**
  アレもコレも中途半端。周りから見れば、なにひとつ片付いていない「できない人」のレッテルが。そんなマイナスイメージ持たれてない？

肉や赤身の魚で鉄分＋トリプトファン補給。自律神経のチューンアップも

鉄分不足のドラキュラ女子は幸せホルモンが作りにくい

気分が落ち着かず、集中力に欠ける状態が日常的に続いているのなら、貧血の可能性が考えられます。貧血に限らず、体内の鉄分ストックが底をついたかくれ貧血の女子の場合も、やる気が出なかったり、無関心になったり、怒りっぽくなったりすることがあります。「ひょっとしたら、自律神経失調症になったのかも」と心配していたら、実は鉄分不足の貧血だったというケースはけっこうあるのです。

また、貧血が起こると、脳内に栄養素や酸素がしっかり届かなくなるため、脳内神経伝達物質セロトニンを十分に合成できません。セロトニンを作るには、アミノ酸の一種トリプトファン、ビタミンB_6とマグネシウムとナイアシンなどが必要ですが、口から食べたものをそれらの栄養素に分解する酵素を助ける補酵素として、実は鉄分も必要不可欠なもの。貧血女子のように鉄分が不足した状態だと、やる気を高める幸せホルモンのセロトニンの生成ができなくなります。さらに、セロトニンの活動には十分な酸素も必要なので、脳内が酸欠状態のドラキュラ女子は、幸せ感低めのソンな女子になっているのです！

アミノ酸のトリプトファンたっぷりの食材を食べよう

鉄分だけでなく、トリプトファンたっぷりの食事を心がけましょう。うれしいことにトリプトファンを多く含む食材は肉類や赤身の魚などで、鉄分を多く含む食材とリンクします。食べることで鉄分補給はもちろん、セロトニンを増やすこともできるのです。

十分な睡眠も欠かせません。できるだけ23時までの就寝（P108～109参照）を目指して生活改善し、交感神経と副交感神経のバランスを整えましょう。自律神経をチューニングする首ストレッチ（P106～107参照）も試してみてください。

たとえ自律神経失調症になっていなくても、忙しい普段の生活では、どうしても交感神経ばかりがせっせと働きがち。休息モードの副交感神経が優位になるように意識して努めることは、健やかな毎日を過ごすためにはとても大切です。

また、気分がソワソワして落ち着かなかったり、やる気が出ずに集中力に欠けたりする症状には、血めぐりをよくして症状を改善する漢方薬（P98～99参照）の服用もおすすめです。漢方薬局や病院、ドラッグストアなどで購入できます。

脱ドラキュラ女子宣言！ 3章にある \コレ/ ♡ のついたトピックがコレやらないと女子におすすめ

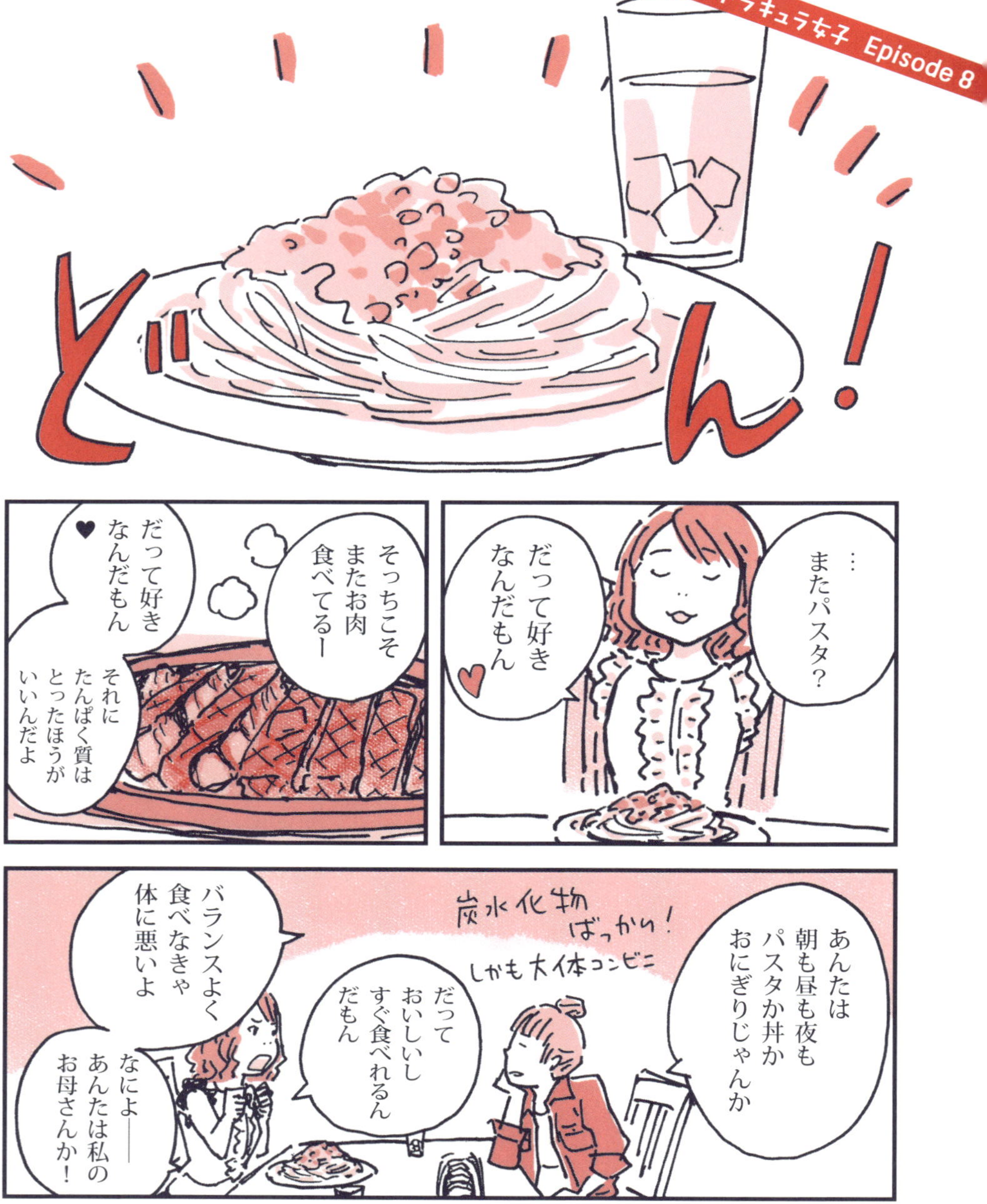
どどん！
…またパスタ？
だって好きなんだもん
そっちこそまたお肉食べてるー
だって好きなんだもん
それにたんぱく質はとったほうがいいんだよ
あんたは朝も昼も夜もパスタか丼かおにぎりじゃんか
炭水化物ばっかり！
しかも大体コンビニ
だっておいしいしすぐ食べれるんだもん
バランスよく食べなきゃ体に悪いよ
なによ――あんたは私のお母さんか！

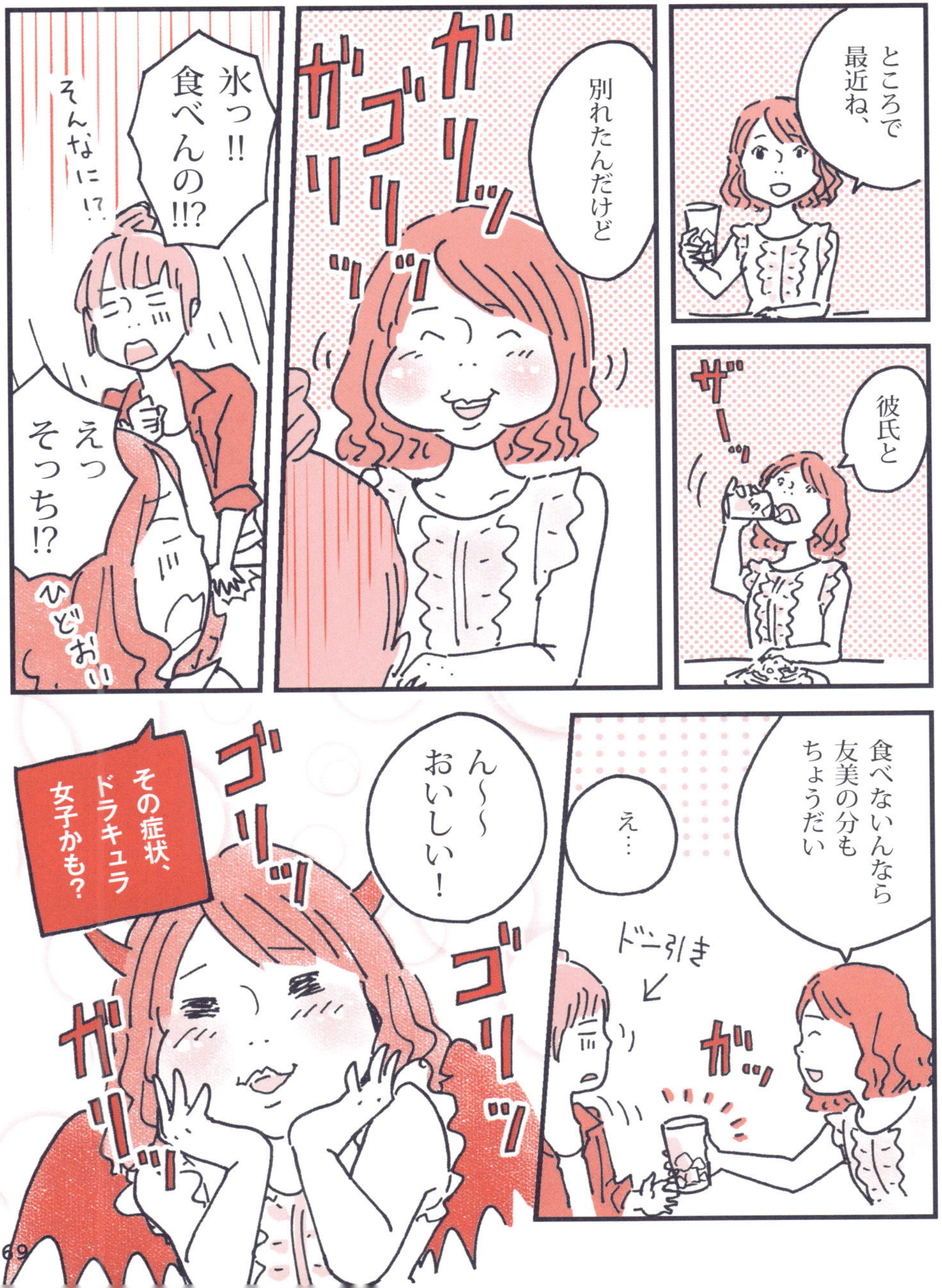
ところで最近ね、
ザー…
彼氏と
ガリッ
ゴリッ
ガリッ
別れたんだけど
氷っ!! 食べんの!!?
そんなに!?
えっ そっち!?
ひどおい
食べないんなら友美の分もちょうだい
え…
ドン引き
ガッ
ん~~ おいしい!
ゴリッ
ゴリッ
ガリッ
その症状、ドラキュラ女子かも?

ドラキュラ女子 File 8

コンビニ大好き女子

―毎日コンビニ飯だけど、意識して野菜とってます！―

ドラキュラ女子度
★★★

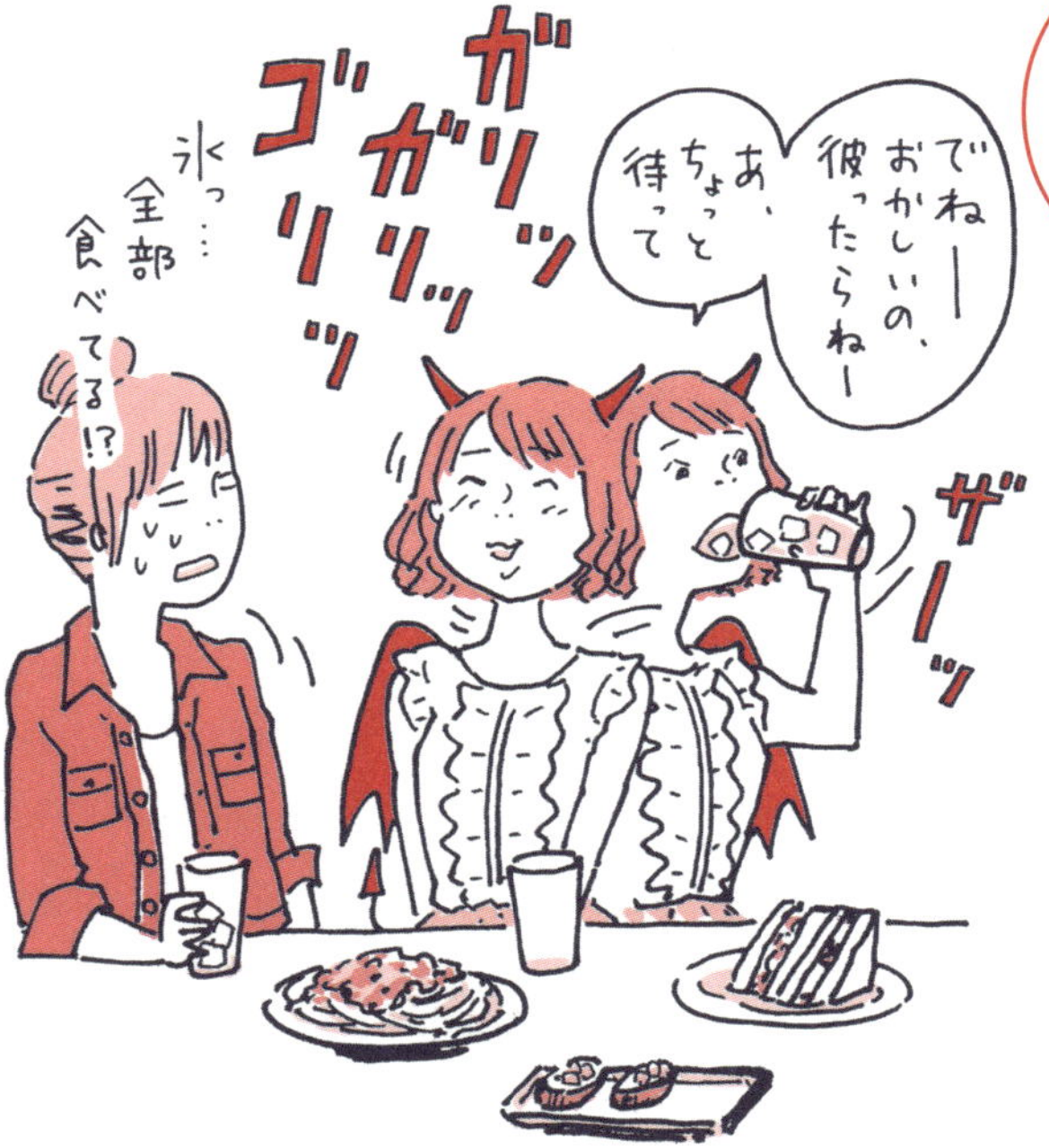
でねー
おかしいの、
彼ったらねー
あ、
ちょっと
待って
ガリッ
ガリッ
ゴリッ
氷っ…
全部
食べてる!?
ザーッ

コンビニ大好き女子って？

- **毎日のランチは手軽に食べられるもの**
  いつもコンビニに行くと、パスタやサラダなどささっと食べられるものばかり。でも野菜をとっているから健康にいいはず！
- **歯ごたえのあるものが大好き！**
  特に氷は大好物。自分のものじゃ飽き足らず、人のものまでいただいちゃうほど。「冷たくて固い歯ごたえがヤミツキなんだよね」
- **年中、冷凍庫で氷を作ってストックしている強者も**
  とにかくいつでも食べたいから、自宅でも氷をストック。
  あんまり食べるとおなかを壊す？　でも好きなんだからしょうがない！

主食、主菜、副菜とバランスのいい食生活を目指すこと

偏食、欠食や減食は、貧血になる大きな原因

貧血になる大きな原因に偏食や欠食があります。手軽なのでつい手が出るコンビニ飯やインスタント食品。おにぎり、菓子パン、麺類、スナックや甘いお菓子といった、糖質と食品添加物たっぷりのお気楽ごはんを続けていると、栄養バランスが著しく偏るので鉄不足は必須。

　また、野菜サラダ、スムージーやコールドプレスジュースは大好きだけれど、肉はまったく食べられないし、食べたくないという草食系女子も少なくありません。野菜だけ食べていては、動物性食品に含まれるヘム鉄の摂取は絶望的です。そして、無茶な食事制限をするダイエットをくり返して欠食や減食が増えれば、当然体の中に鉄分はまったく入ってきません。

　食生活の乱れが貧血を作るといっても過言ではありません。進学や就職を機に親元から巣立ってひとり暮らしを始めると、食事のバランスが大きく崩れてしまう人も多く、そうした食の変化が引き金となって貧血が起こるケースもあります。食べたものがあなたの体を作ります。一にも二にも食事が大事と肝に銘じてくださいね。

できるだけ早い時期に偏った食生活のクセを直そう

最も理想的なのは1日3食、栄養のバランスのいい食事をすることです。主食は炭水化物を多く含むご飯、パン、めん類など。主菜はたんぱく質を多く含む肉類、魚介類、卵などで、できる限り吸収率の高いヘム鉄を多く含む食材（P80～81参照）を積極的に食べてください。そして、副菜にはビタミン、ミネラルたっぷりの野菜や海藻などをいただきます。赤、緑、黄とカラフルな食卓を心がけると、たくさんの栄養素をバランスよくとれるでしょう。味付けにはしょうゆやみそなど、日本古来の発酵調味料を積極的に活用しましょう。完璧な食事を目指す必要はないにしても、著しい偏食、欠食、減食は早い時期に直していきたいところです。

　おやつには、鉄分を含むフルーツ（P88～89参照）を食べるのがおすすめ。鉄分豊富とはいえ、食べ過ぎはカロリー過多になるので腹8分目と心得て、適量をよくかんでいただきましょう。

　また、せっかくとった鉄の吸収を妨げてしまう食べ合わせ（P86～87参照）があります。神経質になる必要はないのですが、知識として知っておくと役に立つでしょう。

脱ドラキュラ女子宣言！　3章にある ＼コンビニ／ のついたトピックがコンビニ大好き女子におすすめ

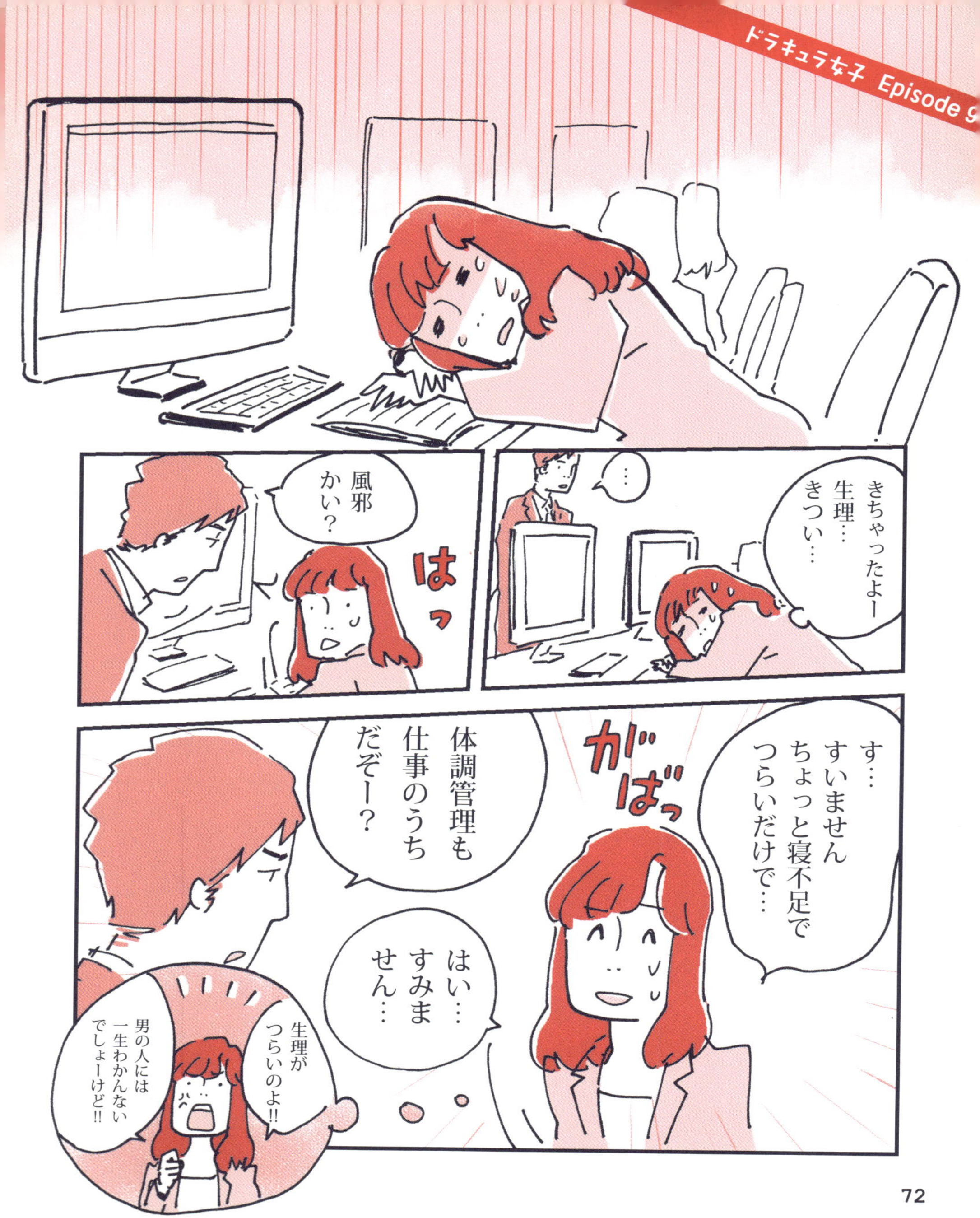

きちゃったよー
生理…
きつい…
…
はっ
風邪かい？
す…
すいません
ちょっと寝不足で
つらいだけで…
がばっ
体調管理も
仕事のうち
だぞー？
はい…
すみません…
生理がつらいのよ!!
男の人には一生わかんないでしょーけど!!

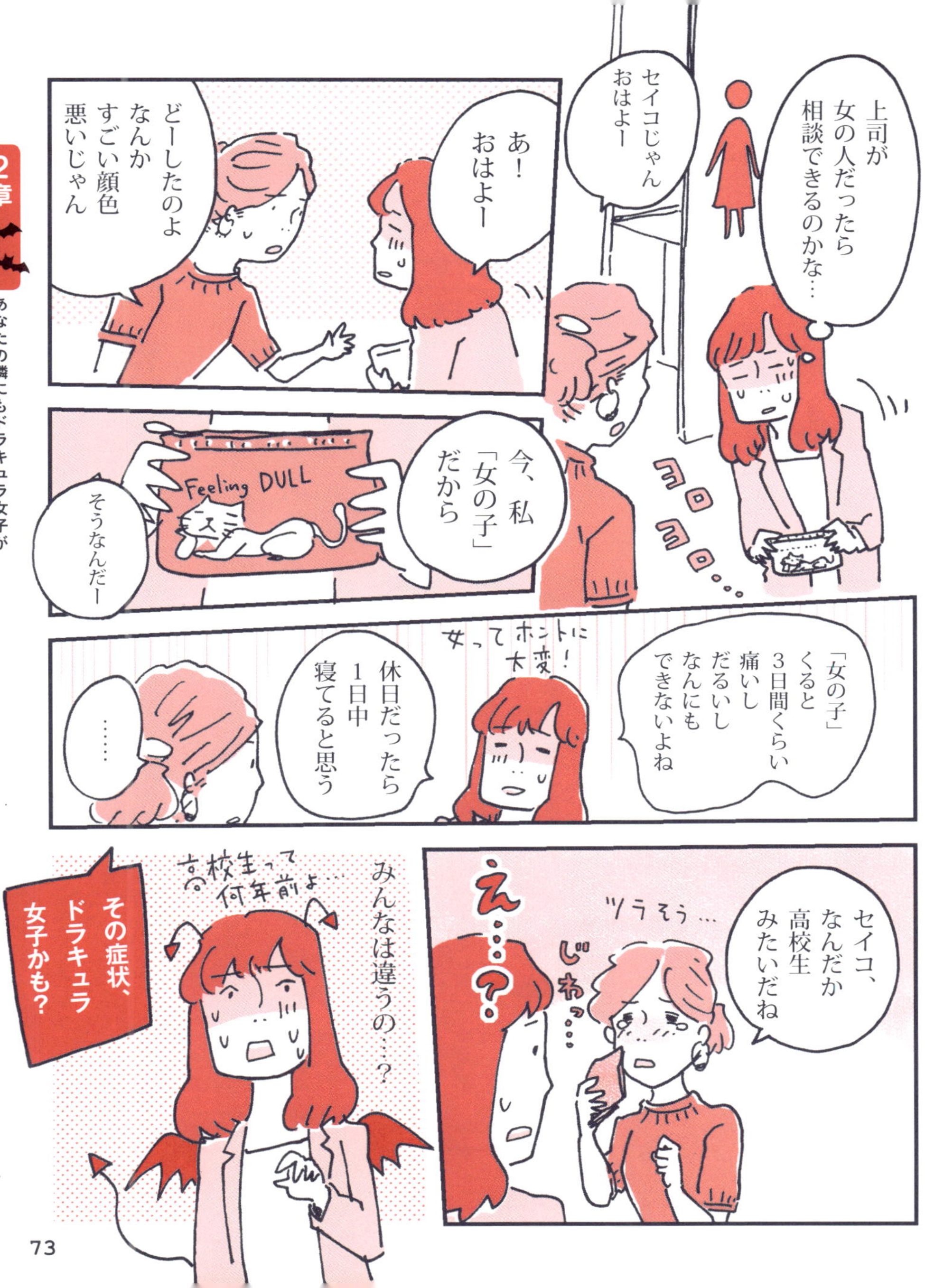
上司が女の人だったら相談できるのかな…
セイコじゃんおはよー
ヨロヨロ…
あ！おはよー
どーしたのよなんかすごい顔色悪いじゃん
今、私「女の子」だから
Feeling DULL
そうなんだー
「女の子」くると3日間くらい痛いしだるいしなんにもできないよね
女ってホントに大変！
休日だったら1日中寝てると思う
……
セイコ、なんだか高校生みたいだね
ツラそう…
じわっ…
え…？
みんなは違うの…？
高校生って何年前よ…
その症状、ドラキュラ女子かも？

ドラキュラ女子 File 9

生理おもおも女子

―毎月やってくる、だるい、痛い、つらいの三重奏―

ドラキュラ女子度
★★★

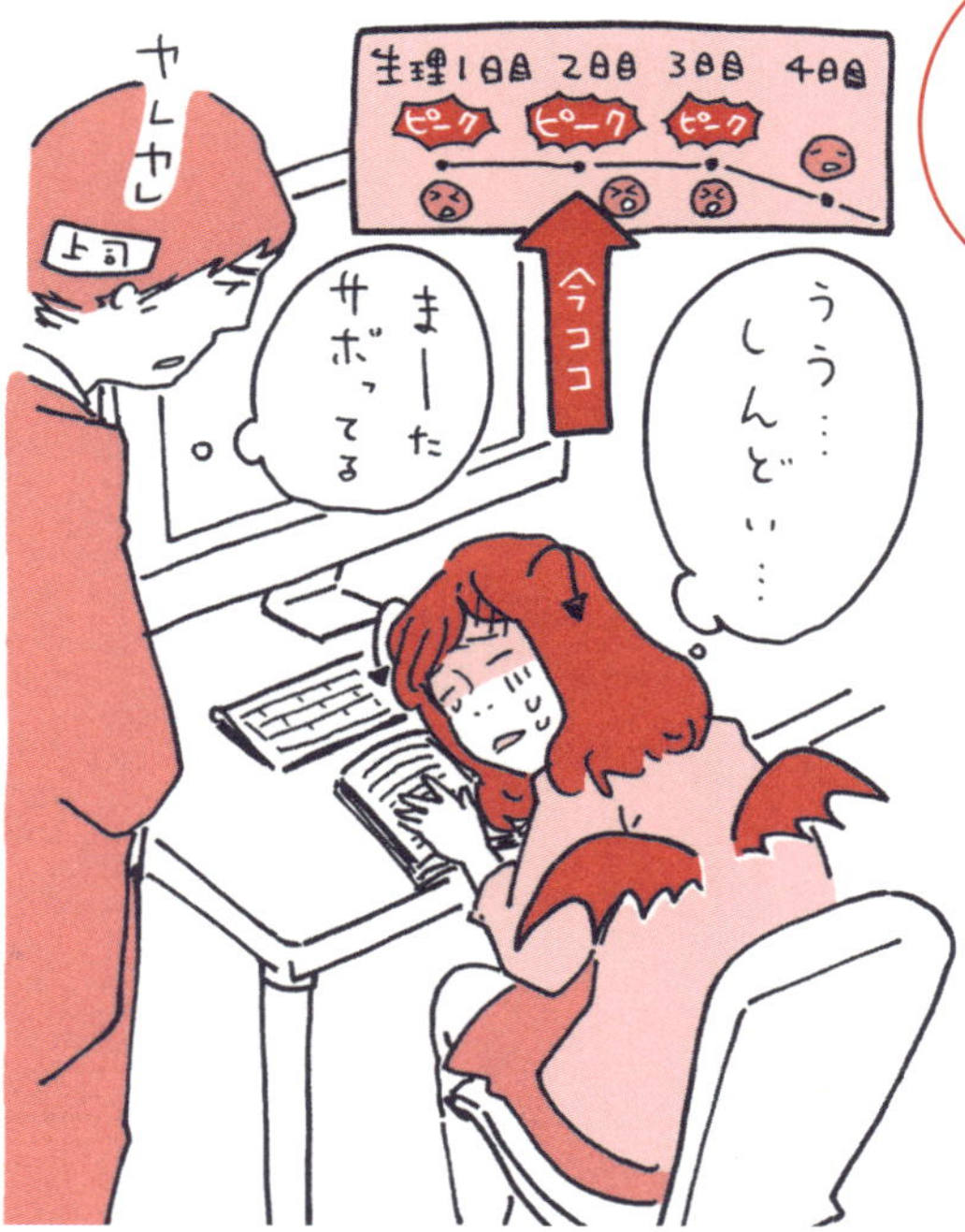

生理おもおも女子って？

- **学生の頃から生理が重い**
  気づけば毎月の生理が重い。出血量はもちろん、痛みやだるさもしんどい。でも毎月くるものだし、仕方がないと諦めている
- **生理用品が普通用では間に合わない**
  普通用の生理パッドでは量が多くて間に合わない。いつも多い日用や夜用を使っているけど、それが彼女にとっては普通のこと
- **なかなか言い出しにくくて、異性に理解されにくい**
  生理は女性特有のもの。なかなか男の人には理解してもらえない。だからってあえて「生理なんです」と言うのも恥ずかしい……

生理が重いオトナ女子には、鉄分サプリメントの服用がおすすめ

生理の出血過多で、体の鉄分も大量排出

生理の出血が多い月経過多は、貧血になる原因のひとつです。もともと女性は生理の出血で体外に鉄分が流出するので、ただでさえ男性に比べると鉄不足になりがち。そのうえ月1回の出血量が多すぎると、せっかく体に取り込んだ貴重な鉄分はどんどん排出されて、貧血を起こしたりするのです。

この月経過多、やっかいなことに自分ではなかなか気づけません。診察時に、「生理の出血量が多くありませんか?」と質問すると、「そういえば、多い日はこまめにナプキンを取り替えても、下着を汚しちゃうし。私、多いかもしれないです!」と初めて察知する患者さんもいます。生理の量が多いか少ないかは、他人と比べることがないので判断しにくいのでしょう。

一方で、出血量はごく普通であっても、「生理中はとにかくだるくて、できれば1日中眠っていたい」「生理の終わりかけにめまいや頭痛がひどくなる」といったプチ不調に毎月悩まされる人もいます。月経過多ではなくてもそうした女子の場合も、貧血あるいはかくれ貧血になっている可能性が十分に考えられます。

鉄分サプリメントの服用はかなり効果が期待できる!

女性ホルモンの分泌がアンバランスな思春期は出血が多くなりがちですし、たまたま今月だけものすごい出血量だったというケースもありますが、出血過多の原因には婦人科系のトラブルも考えられます。これから先、妊娠、出産の可能性があるオトナ女子世代なのですから、婦人科で一度診てもらっておくと安心です。

そして、生理中だけではなく日頃から、鉄分たっぷりの食事と十分な睡眠を心がけましょう。たとえばおやつには鉄分豊富なフルーツ(P88~89参照)を選んでみたり、たまにはレバー料理(P84~85参照)を食べるようにしたり。夜更かしを控えて、早めに就寝する日を週1~2回作るのもいいでしょう。

出血過多に限らず、だるさ、むくみ、顔色が悪くなるなど、いわゆる生理が重いオトナ女子は、貧血のあるなしにかかわらず、鉄分サプリメント(P96~97参照)の服用がおすすめ。生理中のプチ不調は鉄分不足が原因で起こることもあるので、しばらく服用してみると改善される可能性はかなり高いのです。また、血めぐりをよくする漢方薬(P98~99参照)を試してみてもいいでしょう。

脱ドラキュラ女子宣言! 3章にある ＼生理／ のついたトピックが生理おもおも女子におすすめ

column

ドラキュラ女子's VOICE 01

健康診断で貧血がわかって、
ショック！
自覚症状はほとんどないけれど、
そういえば女友達から、
「顔、青白いよ」といつも
言われていました！
(28歳・メーカー勤務)

低血圧と貧血は同じじゃないの？
どちらも朝起きるのが大変になる
病気だと思っていました。
それくらいの知識しかありません！
(21歳・大学生)

貧血って、病気だと思っていませんでした！
テストにサークル活動にと忙しくしていたので、
常に疲れているのは当たり前。
いつも「だりー」が口グセで、友達も同じ。
動けなくなって病院に行ったら、
「なんでこんなになるまで放っておいたの！」と
先生に怒られてしまいました……。
(22歳・大学生)

毎日だるくて、眠くて、気分が
落ち着かないのは、高校時代から
普通だと思っていました。
たまたま受けたバイト先の健康診断で
貧血が判明し、鉄サプリを飲み始めたら、
体調がよくなってびっくりです。
イライラすることが少なくなりました。
(26歳・カフェ勤務)

20代のオトナ女子は、貧血がちゃんとした病気だと
いうことをわかっていない人多数！
毎日調子が悪いのが当たり前だから、
なんとなく生活できちゃっているんですよね……

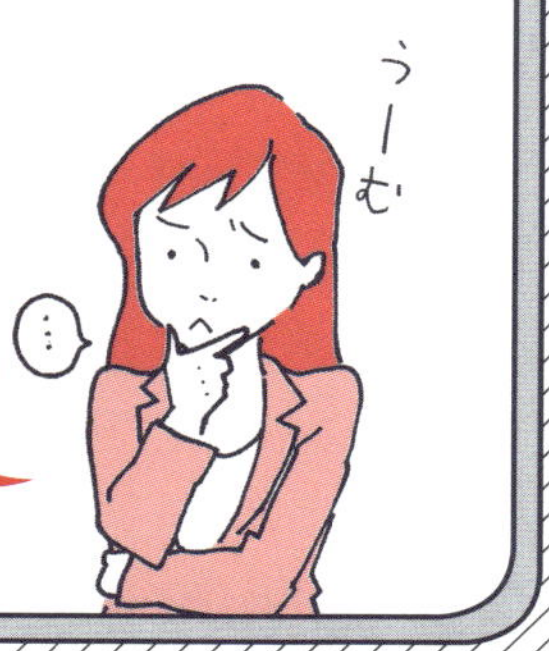

3章

脱
ドラキュラ女子への道

自分がドラキュラ女子だとわかった次は、
実際にどんなことを心がければいいのか。
日々の生活のなかで、すぐに取り入れやすい
実践ワザを紹介していきます。
できることから脱ドラキュラ女子を目指しましょう。

オトナ女子は、とにかく鉄をとれ！

ここがポイント

- オトナ女子が1日にとりたい鉄の量は10・5㎎。
- ヘム鉄の吸収率は15〜20%。
- 非ヘム鉄の吸収率は2〜5%とかなり低め。

酢豚はドラキュラ女子にぴったりのメニュー

酢

酢に含まれるアミノ酸やクエン酸が血流を改善し、さらさらに。これによって体内の酸素や栄養素が不足しがちな場所へ素早く運搬できるようになる

豚肉

吸収率が高いヘム鉄を含むため、毎日の食事には欠かせない。選ぶなら赤みのきれいなものを。また、肉のたんぱく質は赤血球を作る材料になる

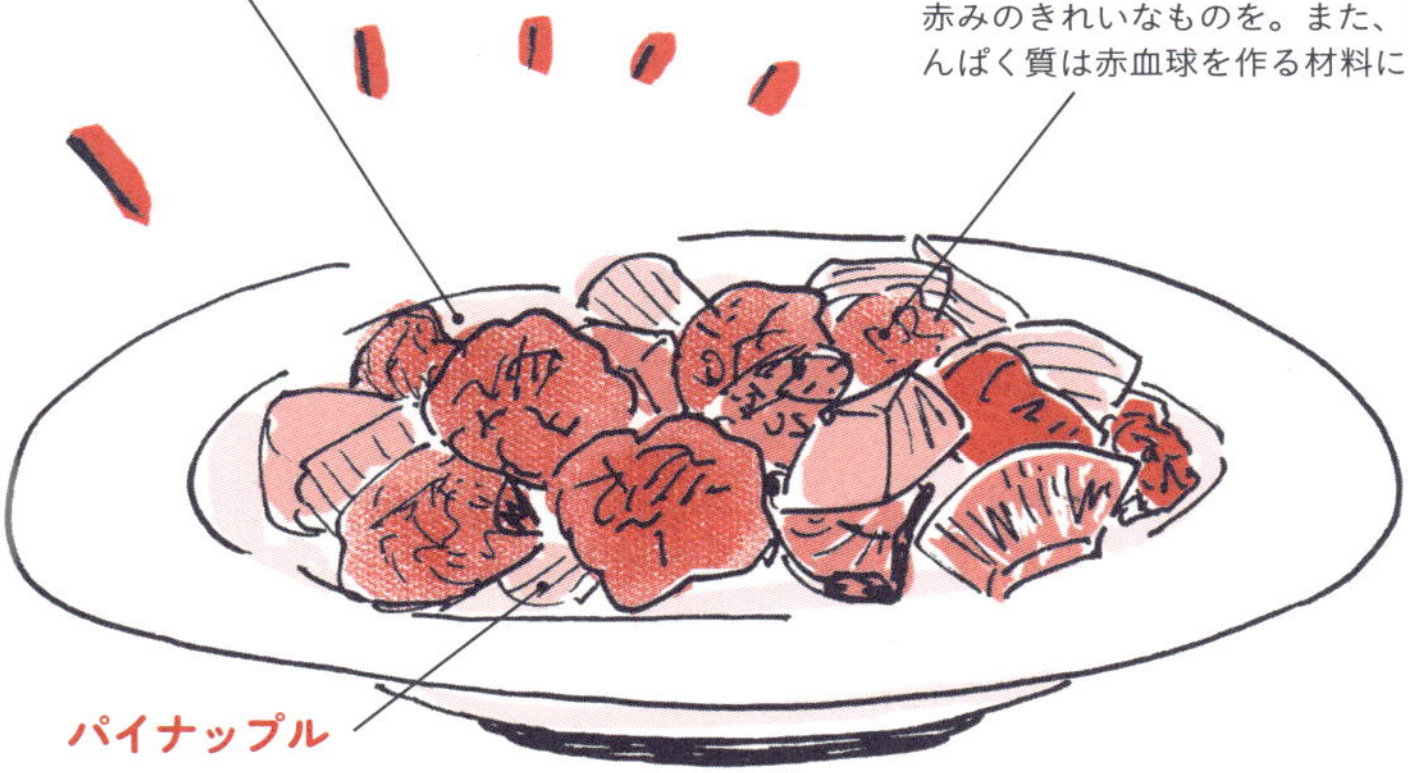

パイナップル

非ヘム鉄をヘム鉄に変換する際に必要なビタミンCを含み、たんぱく質分解酵素によって、肉をやわらかく、消化・吸収しやすくしてくれる

動物性食品に含まれるヘム鉄、植物性食品に含まれる非ヘム鉄

厚生労働省が推奨するオトナ女子世代が食事で1日にとりたい鉄の量は10・5mg。それに対して実際にとっている平均量は約7・5mg。汗や便で毎日1mgは体の外に排出されるので、どう考えても鉄不足進行中です。加えて生理で毎月大量の血液（鉄）が失われるので、ドラキュラ女子が増えるのはいわずもがな。とにかく日々の食事で意識的に鉄を取り入れなくてはいけません。

鉄分には肉、魚、乳製品などの動物性食品に含まれるヘム鉄と、大豆、藻類、野菜、穀物などの植物性食品に含まれる非ヘム鉄の2種類があります。ヘム鉄は体内に取り込まれると、そのまま小腸で吸収されます。一方、非ヘム鉄の場合、酵素やビタミンCなどの助けを借りてヘム鉄に変換してからでないと、小腸で吸収されません。

吸収率をみると、ヘム鉄は15～20％ですが、非ヘム鉄は2～5％とかなり低め。非ヘム鉄をとる際には、ビタミンC豊富なパセリ、ブロッコリーなどの緑黄色野菜、パイナップル、グレープフルーツなどの果物、また、酢や梅干しと合わせるなどして吸収率アップを心がけましょう。

ヘム鉄たっぷり、肉と魚のリスト

ここがポイント

- 豚レバー、鶏レバー、牛レバーの順に鉄量が多い。
- 馬肉や牛ヒレ肉などの赤身の肉には鉄がたっぷり。
- マグロやカツオの赤身の魚に加えて、貝類からも鉄補給。

吸収率が高いヘム鉄をとるならコレ！

ヘム鉄を多く含むおもな食品リスト

(mg)

カタクチイワシの煮干し	18.0
豚のレバー	13.0
鶏レバー	9.0
卵黄（生）	6.0
馬肉	4.3
めざし（焼き）	4.2
牛のレバー	4.0
アサリ	3.8
カツオ	1.9
クロマグロ（脂身）	1.6

（100g当たり）

『日本食品成分表2015年版（七訂）』より

＼取り入れやすい／

ヘム鉄三種の神器

＼肉代表／
焼き鳥のレバー

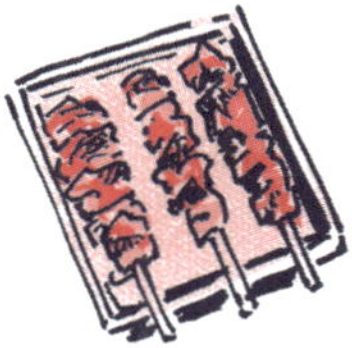

＼魚代表／
マグロの刺身

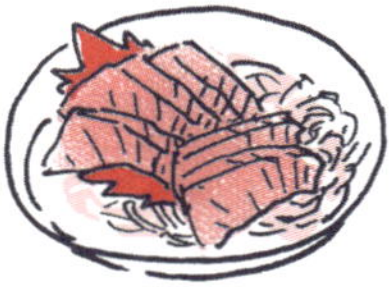

＼貝代表／
アサリのみそ汁

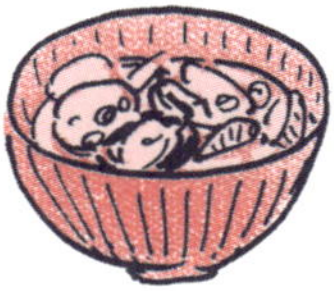

レバー、馬肉、牛ヒレ肉、マグロ、カツオと赤身が狙い目

鉄分補給のためには、非ヘム鉄よりも吸収率が5~6倍高いヘム鉄のほうが断然おすすめです。ヘム鉄を多く含む食品は、肉類ならまずはレバー（肝臓）。豚レバー、鶏レバー、牛レバーの順に鉄量が多くなります。豚レバー100gに含まれる鉄は13mg。鶏レバーは9mg、牛レバーは4mg。鶏レバーの焼き鳥が1串40gほどだとすると、3串程度食べれば1日分の鉄量をまかなえるイメージです。それが豚レバーなら2串で十分、牛レバーなら6~7串は必要という計算です。

　レバー以外の肉類で鉄分が多いのは、鮮やかな赤い色が特徴の馬肉、やわらかくてきれいな赤身の牛ヒレ肉です。赤ければ赤いほど肉の鉄量は増えていきます。加工品では、レバーペースト、ビーフジャーキー、コンビーフ缶などに鉄が含まれます。

　魚介類もマグロやカツオなどの赤身には鉄分たっぷり。また、シジミ、アサリ、赤貝、ホッキ海、ミル貝などの貝類も鉄を含みます。加工品では、アサリの佃煮、イワシの煮干し、干しエビ、ハマグリの佃煮、カツオ節、イワシの丸干しなどがヘム鉄たっぷりリストの定番です。

すべての
ドラキュラ女子に

\体/ \トシ/ \クマ/ \フワ/ \コスメ/ \頭痛/ \コレ/ \コンビニ/ \生理/

鉄分の王様、青のり（Notひじき神話）

ここがポイント

- ステンレス製の釜使用が増え、ひじきの鉄量は激減。
- 青のりの鉄含有量はケタ違いに多い。
- 岩のり、焼きのりなどの藻類も鉄分を含む。

ちょっとした工夫で取り入れやすい非ヘム鉄

●ドラキュラ女子のたしなみ？ マイ青のり

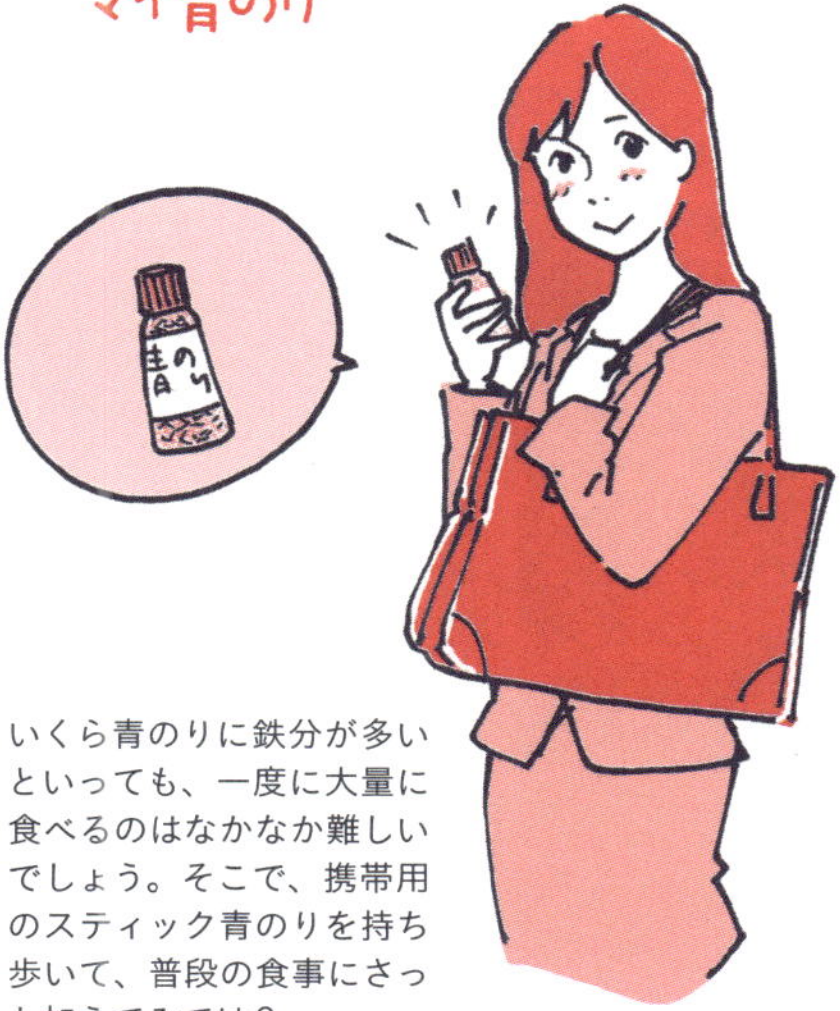

いくら青のりに鉄分が多いといっても、一度に大量に食べるのはなかなか難しいでしょう。そこで、携帯用のスティック青のりを持ち歩いて、普段の食事にさっと加えてみては？

●非ヘム鉄を多く含むおもな食品リスト

(mg)

青のり（素干し）	77.0
岩のり（素干し）	48.3
焼きのり	11.4
ゴマ	9.9
きな粉	8.0
干しひじき	6.2
糸引き納豆	3.3
小松菜	2.8
干しぶどう	2.3
ほうれん草	2.0

（100g当たり）

『日本食品成分表2015年版（七訂）』より

100g中の鉄分は77mg！ドラキュラ女子の救世主、青のり

ひじきさえしっかり食べていれば貧血にはならない、と信じられていた時代がありました。過去、ひじきは鉄分の王様だったのです。それは鉄釜でひじきをゆでたり蒸したりして調理していた頃の話。今では多くの釜が鉄製からステンレス製にとって代わり、ひじき100gの鉄含有量は58・2mgから6.2mgと1/9にまで激減しました。

ひじきの鉄分が釜由来だったように、切り干し大根の鉄分も包丁由来です。主流の包丁が鉄製からステンレス製に交代したことで、鉄分は9.7mgから3.1mgに減ってしまいました。鉄製調理器具の影響力はあなどれません。

そんな今の時代、ひじきに代わる鉄分の王様は、青のりでしょう。青のり100gの鉄分は77mgとケタ違いに多い鉄分が含まれます。大量の青のりを毎日食べ続けるのは難しいと思いますが、青のりに限らず、岩のりや焼きのりといった藻類も豊富な鉄分を含みます。また、赤血球を作るのに必要なビタミンB_{12}や葉酸も含まれ、ドラキュラ女子にはもってこい。なので、あの手この手と調理を工夫し、うまく料理に取り込めば、楽しくおいしく飽きることなく食べることができそうです。

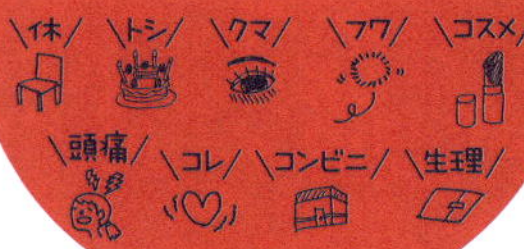
イ木
トシ
クマ
フワ
コスメ
頭痛
コレ
コンビニ
生理

苦手なレバーとどう付き合うか

ここがポイント

- レバーにはヘム鉄だけでなく、ビタミンB12や葉酸もたっぷり。
- レバー独特の生臭さが消える料理を作ってみる。
- 脂溶性のビタミンAも豊富なので、食べすぎには注意。

レバーの下準備のやり方

●血抜き

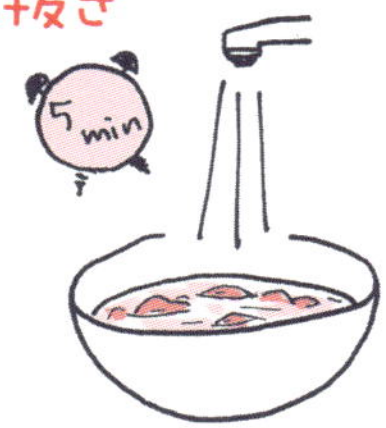

5分ほど流水で洗う

●臭みとり

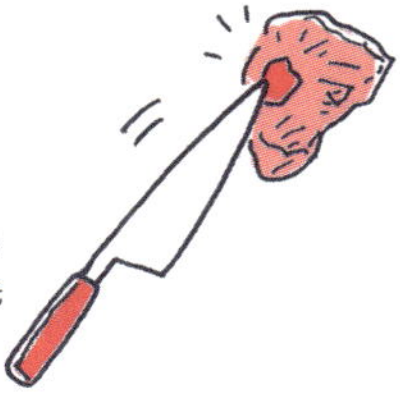

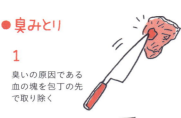

1
臭いの原因である血の塊を包丁の先で取り除く

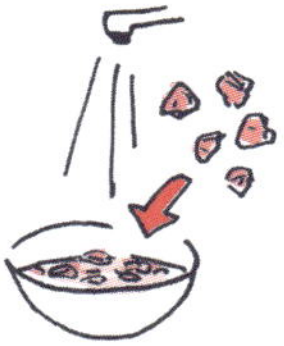

2
食べやすい大きさに切り、ふたたび流水で洗いながら血筋を取り除く

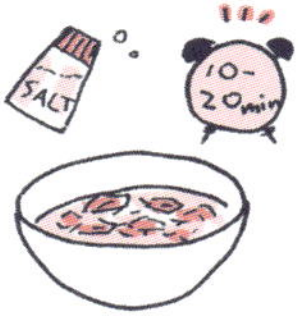

3
塩水に10〜20分つける

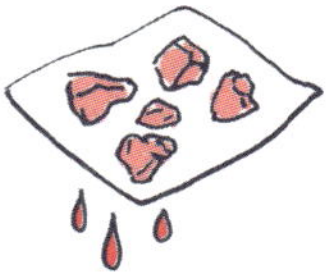

4
レバーを取り出し水気をとる

臭みが気にならない食べ方

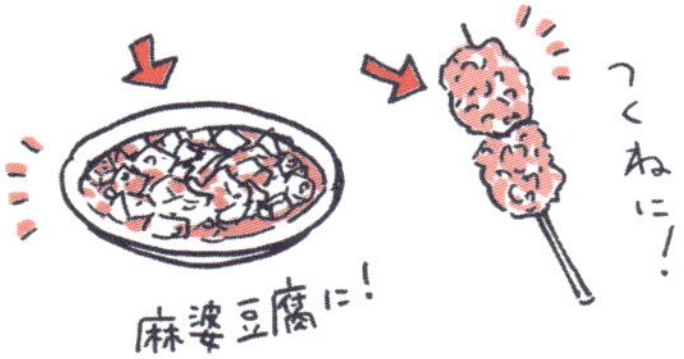

単体で食べると、どうしても臭みが気になる人は、麻婆豆腐やつくね団子などに混ぜると味が薄まって食べやすい

麻婆豆腐やつくね団子なら、特有の生臭さが気にならない

鉄分補給で真っ先に名前が挙がるレバー。これにはちゃんとした理由があって、レバーにはヘム鉄だけでなく、血液を造るために必要なビタミンB_{12}や葉酸もたっぷり含まれているから。レバーはまれにみる優秀食品といえるでしょう。

とはいっても、オトナ女子からは、「うわぁー、レバー！　苦手」といった声も聞こえてきます。私の場合、レバー独特の生臭さが大嫌いではないので（好物でもない）、炒めるだけで簡単に調理できるレバニラ炒めをよく作ります。炒めものに飽きてくると、レバーの赤ワイン煮、レバーを刻んでひき肉と一緒に加えるレバー入り麻婆豆腐、レバー入りつくね団子など、レバーの生臭さが消える鉄補給オリジナルレシピに挑戦しています。独特の臭いさえなくなれば、レバー嫌いの人でも食べやすいのではないでしょうか。

積極的にとってもらいたいレバーですが、食べすぎはいけません。レバーに含まれるビタミンAは脂溶性のビタミンで、とればとるほど体の中に蓄積されます。特に妊婦が過剰にとると赤ちゃんに影響が現れることもあるので注意してください。

すべての
ドラキュラ女子に

鉄吸収を妨げる食べ合わせにご用心

ここがポイント

- 食物繊維はメインの食事ととる時間帯をずらす。
- リン酸塩入りの加工食品は大量にとらない。
- フィチン酸は食べるタイミングを調整する。

鉄分と一緒にとるときは注意を

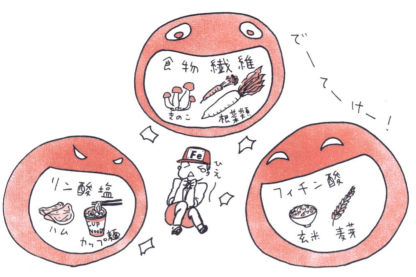

このなかでとる必要がないのは食品添加物のリン酸塩。食物繊維とフィチン酸は、それ自体は体にいい成分で、鉄との相性が悪いだけ。工夫してとるようにしましょう

覚えておきたい3つ 食物繊維、リン酸塩、フィチン酸

貧血の予防と改善のために、鉄分豊富な食事にするのはとても大切です。ところが、せっかく鉄分を補給しても、吸収を妨げてしまう食べ合わせがあります。

まずは、根菜、きのこやわかめなどに多く含まれる食物繊維。必要以上にたくさんとりすぎると、腸内に残った鉄分をからめとって排出してしまう可能性があります。食物繊維の豊富な食品ばかりモリモリ食べる人はそう多くないと思うので、それほど気にする必要はないのでしょうが、知識として知っておく分にはソンはありません。

次に、ソーセージやハム、インスタント麺類、プリンやホイップクリーム、清涼飲料水などの加工食品に使用されるリン酸塩。発色をよくしたり、コシやとろみなどの食感をつけたりする、おなじみの食品添加物です。このリン酸塩も鉄の吸収を阻害しますので、なるべく大量にとらないように心がけましょう。

最後に、玄米や麦芽に含まれるフィチン酸です。フィチン酸には鉄と強く結びついて体外に鉄分を排出する作用があります。鉄を多く含む食品と食べ合わせるタイミングを調整するなど、できる範囲で工夫してください。

こんな
ドラキュラ女子に

\コレ/ \コンビニ/ \生理/

ドラキュラ女子のためのフルーツ指南

ここがポイント

- 鉄が多い生のフルーツは、ラズベリー、アボカド、アセロラ。
- 鉄が多いドライフルーツは、干しぶどう、ドライあんず。
- ぶどうジャムといちごジャムは、鉄補給ジャムのツートップ。

お菓子を食べるならドライフルーツを

生のフルーツを乾燥させた分、栄養価が高いドライフルーツ。保存も利くので、小腹が空いたときの鉄分補給に。ただし、糖分が高いので食べ過ぎは×

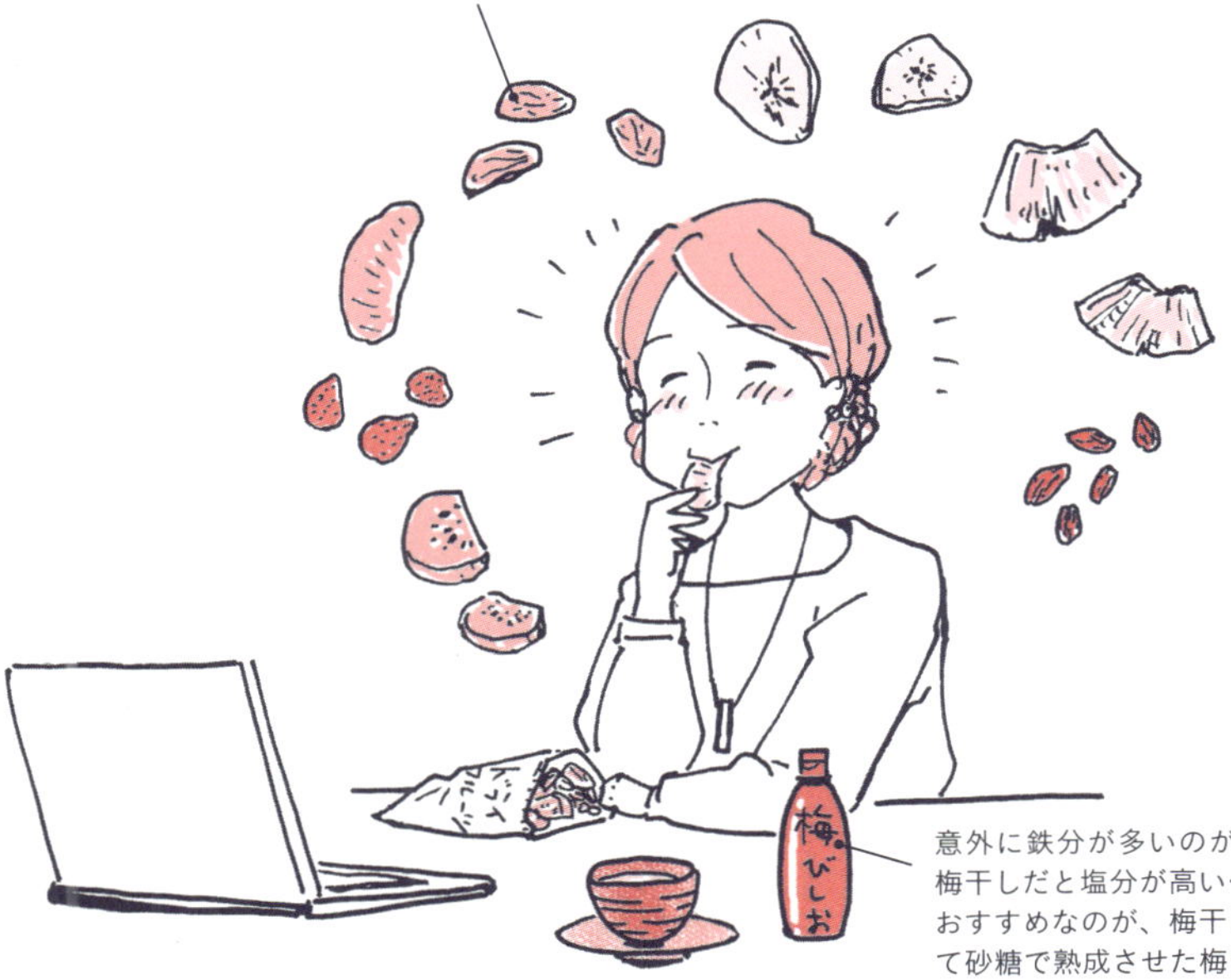

意外に鉄分が多いのが梅。しかし、梅干しだと塩分が高い……。そこでおすすめなのが、梅干しを塩抜きして砂糖で熟成させた梅びしお。ジャム代わりに番茶に混ぜるとほのかに甘くておいしい

大好きなおやつや間食には、鉄分豊富なフルーツを

フルーツにも鉄分は含まれます。生のフルーツならラズベリー、アボカド、アセロラの鉄量が多く、いちご、バナナ、温州みかんと続きます。ここ数年、人気急上昇のアサイーも鉄分豊富なスーパーフルーツです。

そして、フルーツの加工食品にも鉄分は含まれています。乾燥させた分、栄養素が凝縮されるので含有量は多く、干しぶどう、ドライあんず、ドライいちじく、ドライブルーベリー、ドライプルーンなど、おやつや間食にバランスよく取り入れましょう。また、鉄補給できるフルーツジャムのツートップは、ぶどうジャムといちごジャム。ただし、フルーツもジャムも甘みが強く、糖分は高め。できるだけ低糖度のものを選んでカロリーを抑えるのがオトナ女子には得策でしょう。

実は梅も鉄分豊富なフルーツ。民間療法などで用いられる梅びしおをご存じでしょうか？　梅干しの果肉をすりつぶして砂糖と練り合わせて熟成させたもので、梅びしお100g中に7.0mgもの鉄分が含まれます。番茶に混ぜた梅びしお番茶はノンカフェインでクセもなく比較的飲みやすいです。梅びしおは自然食品店やネットでも入手可能。

こんな
ドラキュラ女子に

\休/ 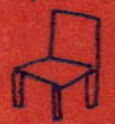

\コンビニ/ 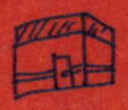

鉄器や鉄玉子で毎日コツコツ鉄補給

ここがポイント

- 鉄瓶、鉄鍋、鉄フライパンを暮らしに取り入れてみるのも手。
- 鉄玉子なら、ズボラな人でも気軽に始められる。

鉄製の道具で鉄補給をしてみよう

●鉄器のお手入れ方法

1. 洗う

タワシで汚れを落としながら、なるべく温水で洗い流す。汚れの程度に応じて、洗剤を使ってもいい

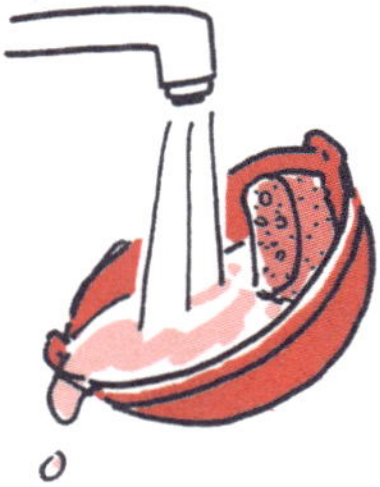

2. 乾かす

濡れているとサビの原因になるため、軽く空だきをして水分をとばす

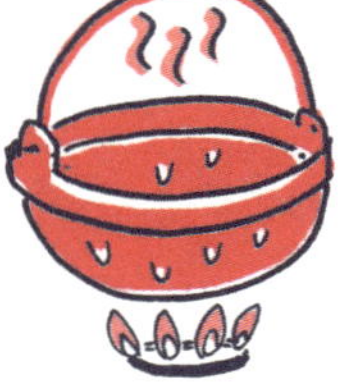

●鉄玉子の形はいろいろ

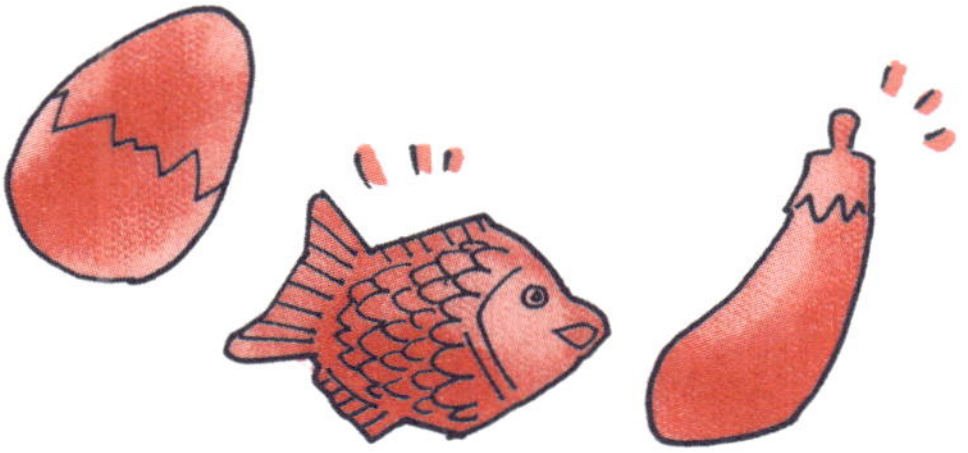

名前のとおり、玉子型から野菜や魚、人気のキャラクターとコラボしたユニークなものも。お気に入りを手に入れて、さっそく取り入れてみよう

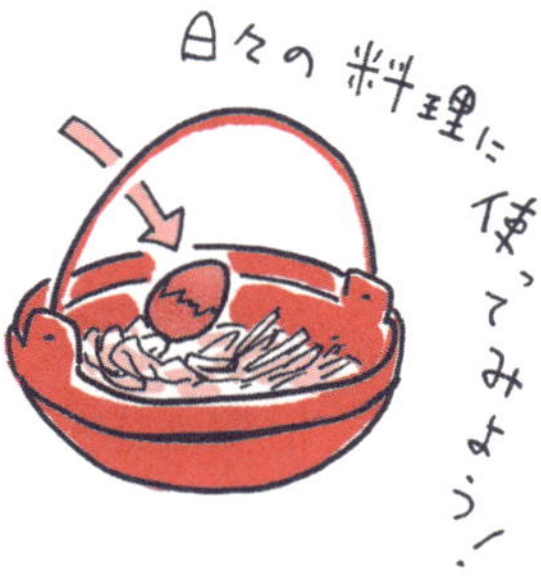

使いやすいのは鍋などの煮込み料理。じっくりコトコト鉄を溶け出させることができる

鉄製品を暮らしに取り入れて、無理せず楽して鉄量アップ

街中の生活雑貨店には、多種多様な鉄製の調理器具が並んでいます。伝統的な南部鉄瓶をはじめ、スタイリッシュなデザインの鉄鍋、焼き込みや油ならしの必要がない鉄フライパンなど、最近ではズボラな人でも気軽に扱えそうなものもあってうれしい限りです。そうした鉄器を暮らしに取り入れ、お湯を沸かしたり、調理したりする際に使ってみるのも手。微量の鉄分が溶け出し、毎日コツコツ鉄補給ができます。

「そんなの面倒くさーい。無理！」という女子には、鉄玉子がおすすめです。卵、魚やナスなどの形をしたかわいらしい小さな鉄の塊で、やかんでお湯を沸かすときや、鍋でスープやみそ汁を作るときにポトンと入れるだけ。これならものすごく簡単に鉄分を補えます。ネットで1000円前後のものが購入できる手軽さも魅力です。

鉄器や鉄玉子から補給する鉄量は、食事、サプリメントや鉄剤などに比べたら微々たるものですが、毎日続ければそれなりの効果が期待できます。実際、カンボジアでは、国民の貧血ケアのために鉄玉子を普及させ、一定の成果が上がっています。

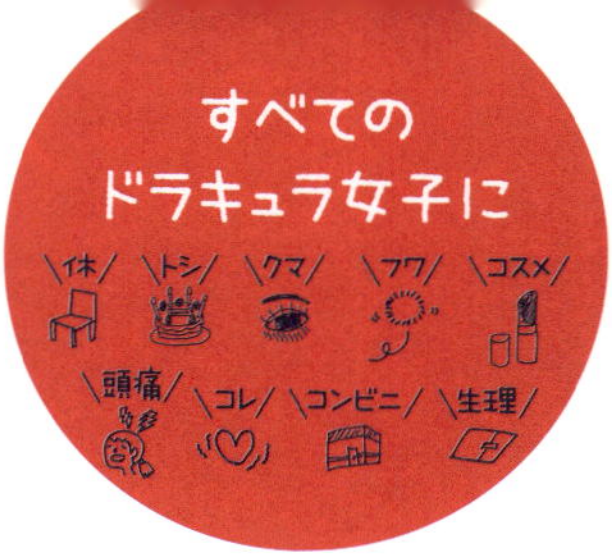

鉄分を胃腸で消化吸収させるワザ

ここがポイント

- 食べるときはガツガツと早食いせず、よくかむこと。
- 食べたものをうまく消化吸収できる、健やかな胃腸を保つ。

食べるときはよくかんで食べること

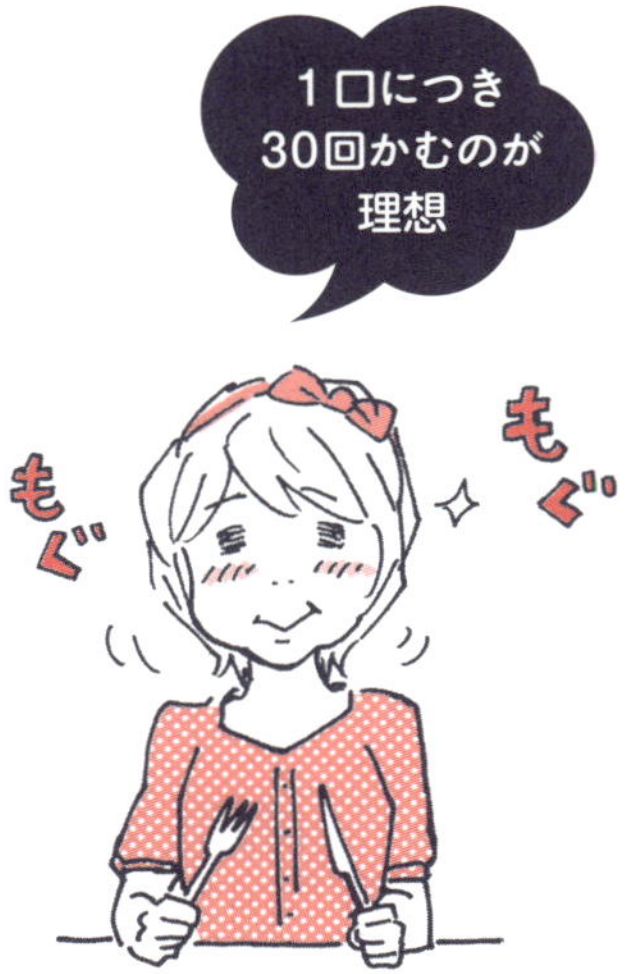
1口につき
30回かむのが
理想
もぐ
もぐ

● 手軽にとるならスムージー

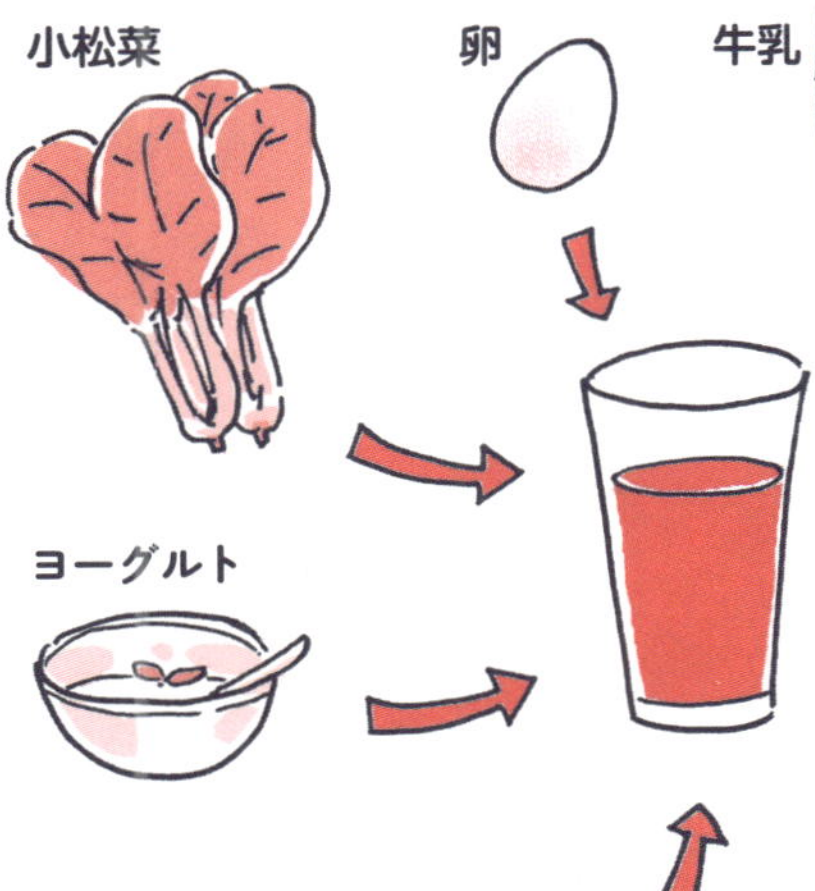
小松菜
卵
牛乳
牛乳
ヨーグルト

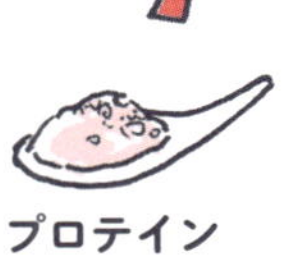
プロテイン

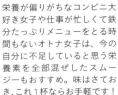

栄養が偏りがちなコンビニ大好き女子や仕事が忙しくて鉄分たっぷりメニューをとる時間もないオトナ女子は、今の自分に不足していると思う栄養素を全部混ぜしたスムージーもおすすめ。味はさておき、これ1杯ならお手軽です！

元気な胃腸があってこそ、鉄分を体内に取り込める

繰り返しになりますが、ヘム鉄を多く含む食品を積極的にとり、非ヘム鉄をとる場合は吸収率を上げるビタミンCたっぷりの食材を一緒に食べ、かつ栄養バランスのいい食事を心がけることは重要です。とはいえ、1日3食で理想的な栄養バランスを実現するのはかなり厳しい。そこで3日をひとつの区切りと考えてみてはいかがでしょう。3日の間に鉄分豊富な肉や魚、野菜、ビタミンCたっぷりのフルーツをどこかで食べるようにするとバランスのいい食生活が続くと思います。

そうして体に取り込んだ鉄分や各栄養素を胃腸できちんと消化吸収させるために、心得ておくべきポイントがあります。それはよくかんで食べるということ。十分に咀しゃくすると唾液がたくさん分泌されます。唾液は消化を促進する酵素のひとつを含み、多ければ多いほど胃腸での消化吸収力は高まります。また、食べ物が細かく刻まれることも消化吸収率アップにつながります。

そのためにも胃腸を元気にしておくことが大事。暴飲暴食やだらだら食いで胃腸に無理をかけていると、鉄分をはじめとする各栄養素の消化吸収がうまくできなくなります。

すべての
ドラキュラ女子に

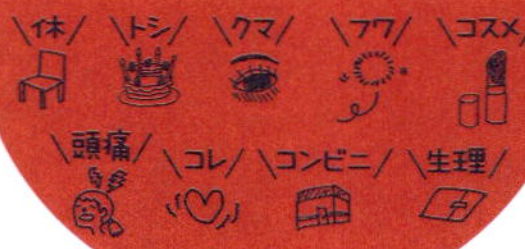

＼休／
＼トシ／
＼クマ／
＼フワ／
＼コスメ／
＼頭痛／
＼コレ／
＼コンビニ／
＼生理／

水とお茶、鉄剤を飲むならどっち？

ここがポイント

- 鉄剤は水とお茶、どちらで服用してもかまわない。
- 日本茶、紅茶、ウーロン茶は、食事の際には飲まないほうがベター。
- 食事と一緒に楽しむなら、麦茶、ほうじ茶、ハーブティーを選んで。

鉄をとるときのポイント

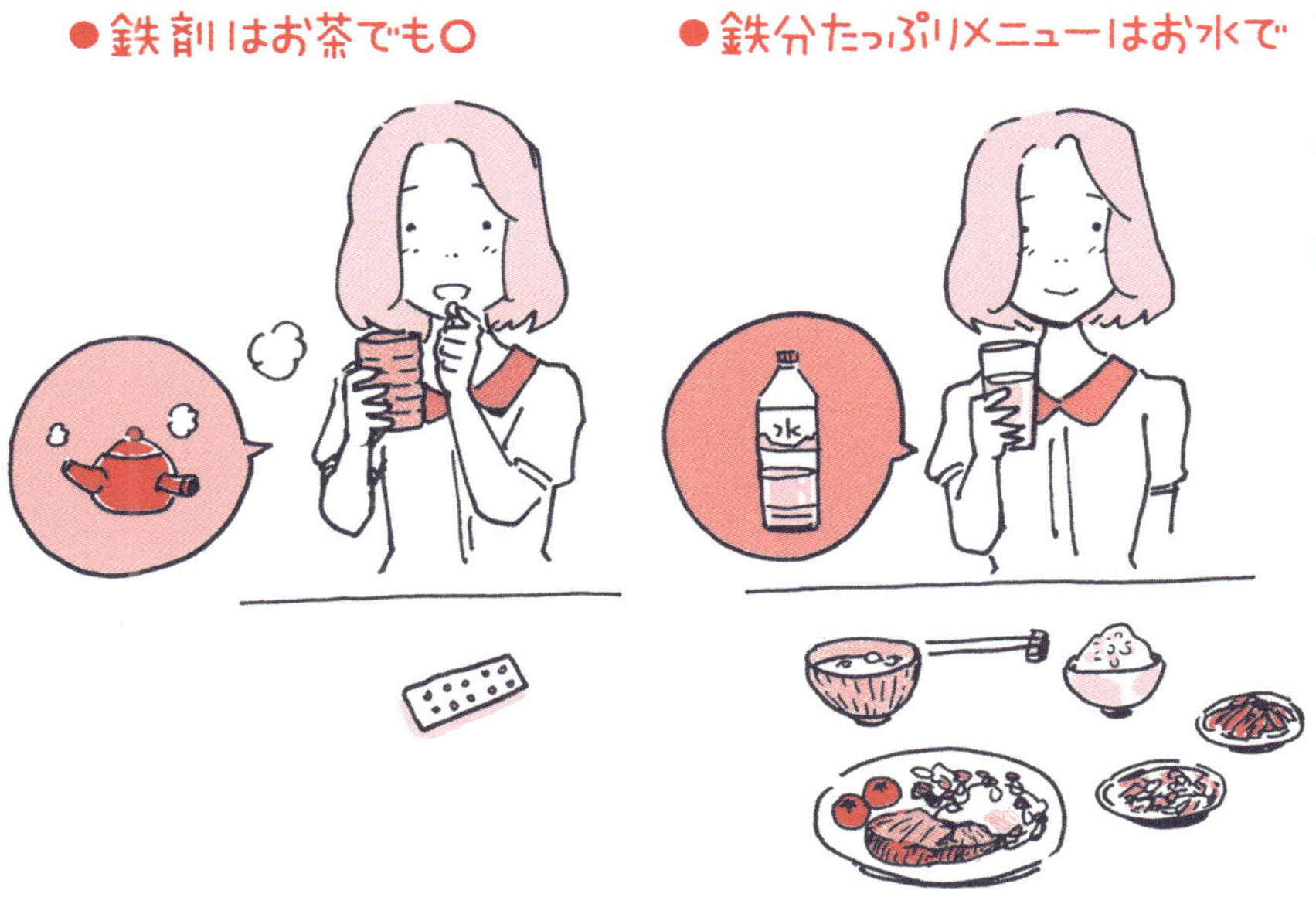
●鉄剤はお茶でも○
●鉄分たっぷりメニューはお水で
水

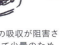

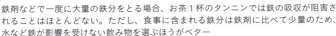

鉄剤などで一度に大量の鉄分をとる場合、お茶１杯のタンニンでは鉄の吸収が阻害されることはほとんどない。ただし、食事に含まれる鉄分は鉄剤に比べて少量のため、水など鉄が影響を受けない飲み物を選ぶほうがベター

鉄剤は水とお茶の両方OK。神経質になる必要はない

病院で処方される鉄剤は、「お茶で飲むと鉄の吸収率が下がるので水で服用しましょう」、とかつては盛んにいわれていました。もちろんそれには根拠があって、お茶の渋みのもとであるポリフェノールの一種タンニンは、鉄と結合すると水に溶けにくい物質に変化するので、吸収されにくくなるのです。

そうした事実はあるのですが、鉄剤にはかなり多量の鉄分が含まれるので、お茶１杯くらいのタンニンでは、その影響はほとんど受けないと考えられるようになり、今ではお茶での服用もOKとされるようになっています。ですから、昔のように神経質に気にする必要はありません。

ただし、鉄分たっぷりの献立を食べる際には、タンニンのことを少しだけ意識してみましょう。食材からとれる鉄分量は鉄剤に比べるとかなり少ないので、できれば食事中にはお茶は飲まず、食後30分ほど経ってから楽しむようにしてください。タンニンを含む飲み物には、日本茶、紅茶、ウーロン茶などがあります。どうしても食事と一緒に飲みたいのなら、タンニンが少ない麦茶やほうじ茶、ハーブティーをどうぞ。

こんなドラキュラ女子に

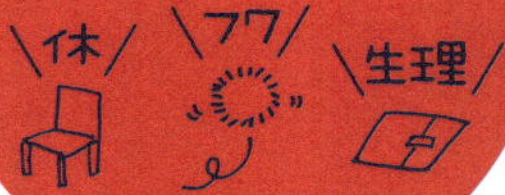

鉄分サプリメントの基礎知識

ここがポイント

- あくまで食事での不足分を補うために活用すること。
- 生理が重いドラキュラ女子には、定期的に飲んでほしい。
- ヘム鉄＋ビタミンB_{12}、葉酸、亜鉛がおすすめ。

鉄分サプリメントの飲み方7カ条

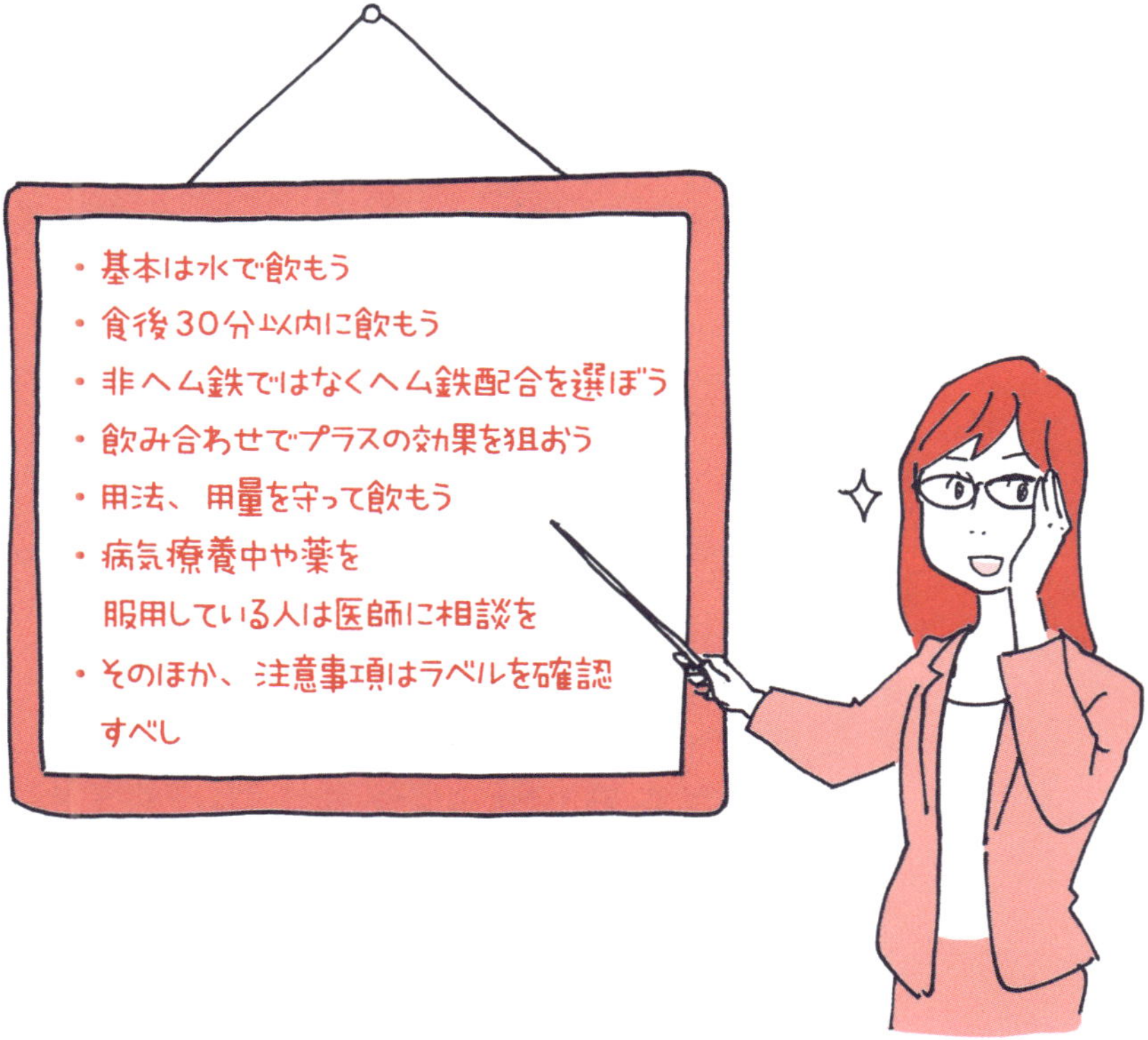
・基本は水で飲もう
・食後30分以内に飲もう
・非ヘム鉄ではなくヘム鉄配合を選ぼう
・飲み合わせでプラスの効果を狙おう
・用法、用量を守って飲もう
・病気療養中や薬を
服用している人は医師に相談を
・そのほか、注意事項はラベルを確認
すべし

生理が重いドラキュラ女子は、定期的に飲むといい

鉄分は日々の食事から補給するのが大前提ですが、不足分を補うためにサプリメントを活用するのもひとつの方法です。食事の代わりではなく、あくまで食事でとりきれない不足分を補完する、というスタンスで付き合ってください。特に生理の出血が多い人は定期的に飲むといいでしょう。その場合、生理で絶不調のときだけでなく、普段調子がいい日にもきちんと飲み続けないと効果は期待できません。

巷ではさまざまなメーカーから多様な鉄分サプリが市販されています。鉄分サプリは病院で処方される鉄剤と比較すると、鉄分の含有量はかなり少なくなります。ちなみに、経口の鉄剤は通常1日あたり100〜200mgを服用しますが、鉄分サプリの1日分の摂取量の目安は5〜10mgと鉄剤のおよそ1/20程度です。

鉄分サプリを選ぶときには、非ヘム鉄ではなく、吸収率の高いヘム鉄が配合されているかをチェック。また、ヘム鉄だけでなく、ビタミンB_{12}、葉酸、亜鉛など、鉄分の吸収率を上げたり、造血を促したりする栄養素も一緒に含む製品を選んでください。

こんな
ドラキュラ女子に

＼フワ／ ＼コレ／ ＼生理／

漢方薬って貧血に効くの？

ここがポイント

- 重い生理で絶不調なら、当帰芍薬散《とうきしゃくやくさん》。
- 気分がソワソワして落ち着かないなら、加味逍遙散《かみしょうようさん》。
- フワフワめまいには、真武湯《しんぶとう》。
- 立ちくらみのようなめまいやふらつきには苓桂朮甘湯《りょうけいじゅつかんとう》。

ドラキュラ女子にぴったりの4つの漢方薬

当帰芍薬散
虚弱体質で、むくみや腰痛、肩こりがある。ホルモンバランスが乱れている人に

加味逍遙散
虚弱体質で、疲れやすく、不眠や不安感などがあり、精神的に落ち着かない人に

真武湯
虚弱体質で冷え、めまいや倦怠感があり、腹痛や下痢などで胃腸の調子が悪い人に

苓桂朮甘湯
虚弱体質で血圧が低く冷えがあり、めまいやふらつき、ときにのぼせや動悸がみられる人に

漢方薬との上手な付き合い方

- 漢方薬は生命エネルギーである「気」、血液である「血」、血液以外の体液やリンパ液である「水」のバランスを整えるもの。
- まずは自分の症状に合ったものを選ぼう。迷ったら漢方専門医、漢方専門の薬剤師のいる薬局などに相談を。
- 漢方は、気血水のバランスを整えて病気を引き起こす根本的な原因を取り除くよう、体質から改善するため、2～3カ月を目処に飲んで様子をみること。
- 食前や食間に飲むのが基本。ただし、胃腸が弱い人はトウキやセンキュウなどを含む漢方薬は胃腸にさわることがあるので注意。

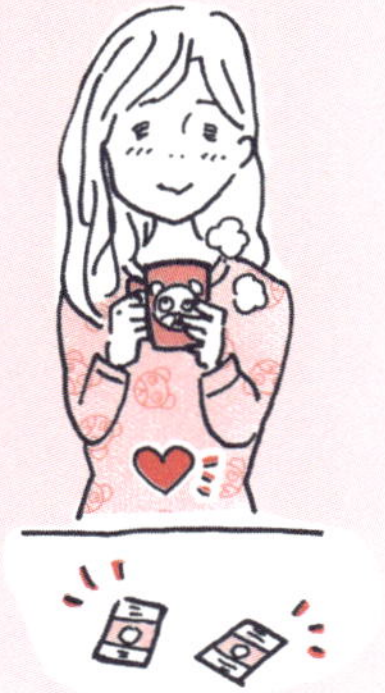

ドラキュラ女子、貧血予備軍の気になる不調を改善

貧血と診断されなくても、貧血予備軍のオトナ女子はかなり多く潜んでいると思われます。ヘモグロビン値は正常範囲内。でも、生理が重い、めまいがする……。そんな自覚症状があって、毎日過ごしにくいのなら、漢方薬を試してみるのもいいでしょう。漢方薬とは植物、動物、鉱物など薬効のある天然素材を組み合わせて処方調合したもの。

生理のとき出血が多くて絶不調になるのなら、当帰芍薬散。生理痛や生理不順、不妊症、更年期障害、肩こり、頭痛など、女性の悩みによく効く女性のための代表的な漢方薬です。そして、気分がソワソワして落ち着かない、いらだって気持ちがウツウツするというのなら、加味逍遙散。イライラしたり、不眠気味だったりするとき、症状を改善してくれます。また、空を漂っているようなフワフワめまいがするのなら、真武湯です。胃腸の不調に広く処方される漢方ですが、フワフワめまいにもよく効きます。立ちくらみのようなめまいには苓桂朮甘湯も有効です。

いずれも症状だけではなく全身の状態に合わせて使うほうがいいので、漢方に詳しい医師に相談してみましょう。

貧血に効果のあるツボを刺激してみる

ここがポイント

- 生命エネルギーの気、血液の血が流れる道にあるのがツボ。
- ツボを刺激することで体のさまざまな不快症状が改善する。
- 貧血に効果があるツボを刺激して血のめぐりをよくする。

ドラキュラ女子におすすめの3つのツボ

手心《しゅしん》

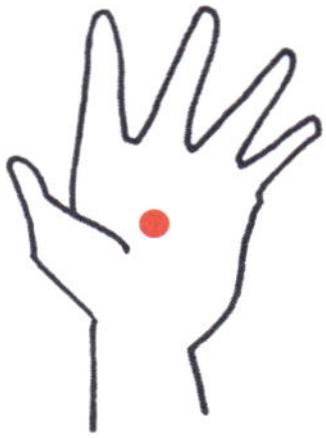

手のひらのちょうど中心。消化吸収を高める

血海《けっかい》

ひざのお皿の内側から指3本ほど上。生理痛を和らげる

貧血霊《ひんけつれい》

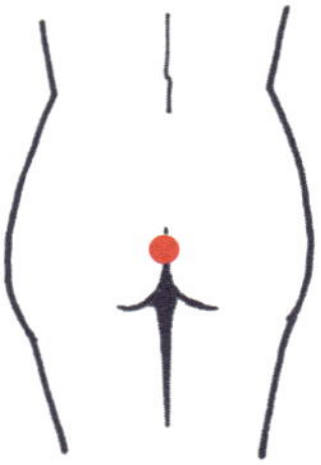

お尻の割れ目の先端。お風呂上がりに押すといい

ツボの刺激の仕方

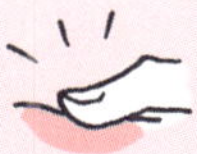

指で押す
爪を立てず、指の腹でやさしく刺激する

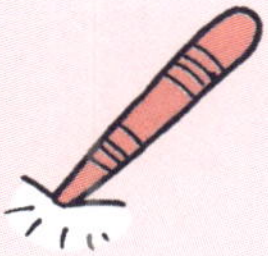

ツボ押し棒を使う
押しすぎに注意。痛気持ちいいくらい

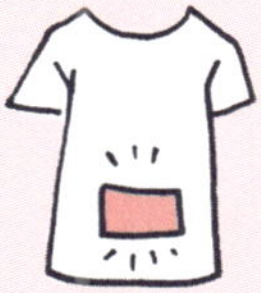

カイロを貼る
やけどしないよう服の上から貼る

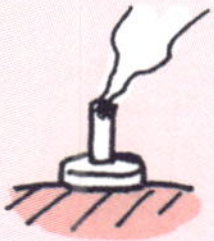

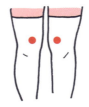

お灸をすえる
使い方をよく読んで行うこと

⚠ カイロやお灸を使うときは用法を守って、やけどに注意を。

手のひらの真ん中にあるから、いつでもどこでもセルフケア

ドラキュラ女子にぜひ覚えておいてもらいたい貧血に効くツボは、消化器の働きも高めるともいわれる手心。鉄分の吸収率を上げたり、造血をサポートしたりするので、貧血に効くツボとしての効果は期待大。また、左右の手のひらの真ん中にあるので、気楽にツボ押しできるのもうれしい限り。いつでもどこでもセルフケアできます。

そのほか貧血に効くのは、血海というひざのお皿の内側から人差し指〜薬指までの指3本分ほど上にあるツボで、血めぐり力を高めてくれます。また、お尻の割れ目の先端にある貧血霊というツボにも同様の効果があるといわれます。

ツボは指先で押すのが一般的ですが、ツボ押し棒などの道具を使ってもやりやすいでしょう。押しにくい場所に位置するツボは、カイロを貼るだけでも刺激になります。また、市販のお灸をすえてみるのも手。温熱の刺激を利用するお灸は、指圧より強い刺激をツボに与えるので効果も一層高まります。最近では火を使わないものや無煙のもの、アロマの香りつきタイプなど、いろいろなお灸が薬局で手に入るので、楽しみながら試してみて。

こんな
ドラキュラ女子に
＼77／

筋力アップの簡単エクササイズ

ここがポイント

✤大きな筋肉が集中している太ももが血流アップのカギ。

✤太ももペットボトルはさみで、内転筋《ないてんきん》を鍛える。

✤ふくらはぎは第二の心臓。血めぐりアップには欠かせない。

✤かかとの上げ下げで、ふくらはぎの筋肉を鍛える。

筋肉量が多い下半身を鍛えるには

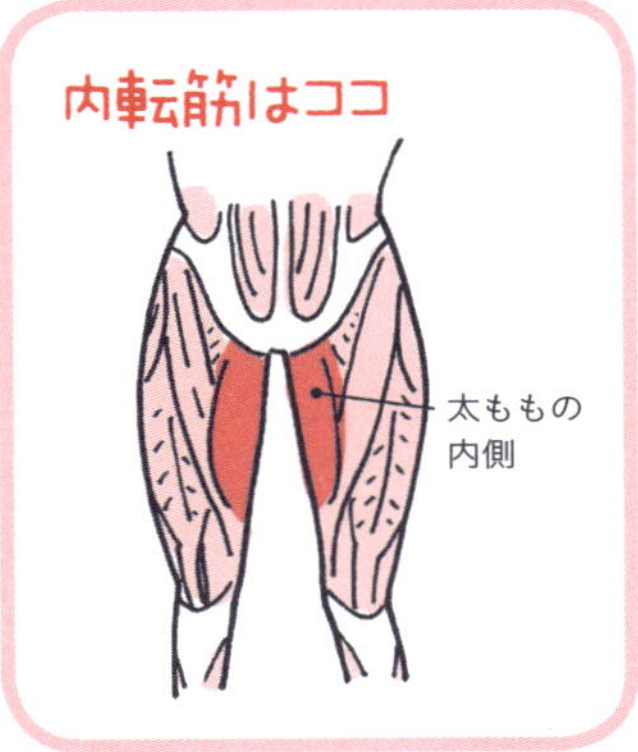

●太ももペットボトルはさみのやり方

椅子に座りひざがしらの間に500mℓのペットボトルをはさんで、両脚の太ももで押し合う

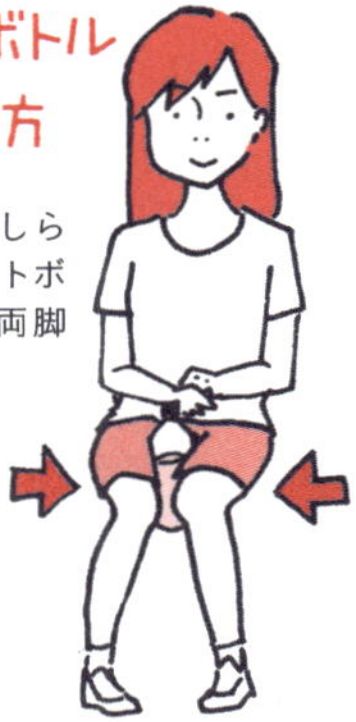

●かかとの上げ下げのやり方

転倒しないようにどこかに掴まりながら、かかとを上げ下げする

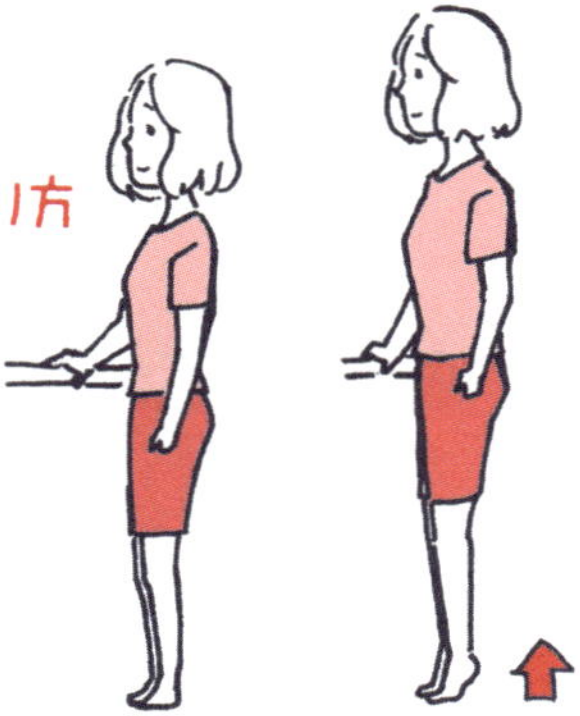

下半身の筋力を鍛えて、体中に血液をめぐらせる

体内の隅々まで酸素をめぐらせるためには、筋肉を鍛えることも大切です。筋力がつけば、全身に血液を運ぶ血めぐり力が強化されます。一般的に重力の作用で液体である血液は下にたまりやすいため、下半身の血めぐり力は弱くなりがちですが、そうなるとドラキュラ女子はますますピンチに！　簡単エクササイズで下半身の筋肉を鍛えましょう。

まず、簡単に内転筋を鍛えられる、太ももペットボトルはさみです。このとき、お尻の穴はキュッと締め、両ひざではさみます。拍子抜けするほど簡単ですが、これだけで十分。内転筋は太ももの内側にある大きな筋肉で、このエクササイズだけで広範囲の筋力アップができるので効率的です。

もうひとつは、かかとの上げ下げ。ふくらはぎの筋肉が鍛えられるので、下半身にたまった血液を戻す力がぐんと強まります。つま先立ちになったら、背筋を伸ばしたまま、ゆっくりとかかとを5秒くらいかけて上下させるだけ。つま先立ちしたとき、フラフラと安定しないようなら、壁や椅子の背に手を置いて支えながら行ってもOK。毎日朝晩30回くらいずつ続けてみてください。

こんな
ドラキュラ女子に

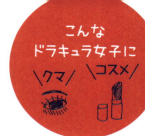

\クマ/ \コスメ/

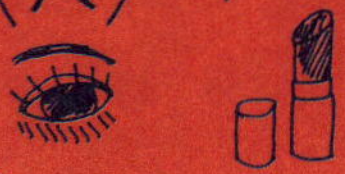

手首足首ほぐしで血めぐりアップ

ここがポイント

- 手足の先まではりめぐらされた末梢神経を緊張から解放して、血めぐりアップ。
- 手首と足首をグルグルと回し、ほぐしゆるめる。
- 手指と足指の側面を軽くつまんだり、ぐいっとそらせたりする。

冷えた手足をほぐして血めぐりアップ

●手首をそらす

片方の手にもう片方の手を添えて上、下に手首をそらす

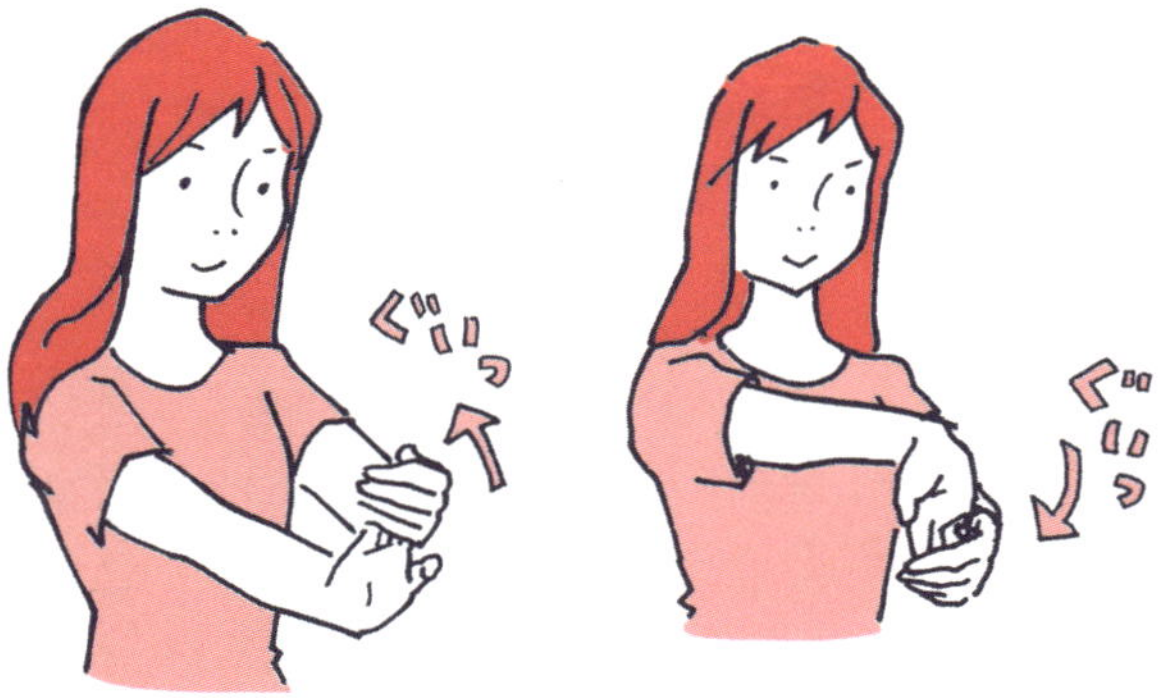

●足首を回す

椅子に座って、足指の間に手指を入れ、そのまま足首をグルグル回す

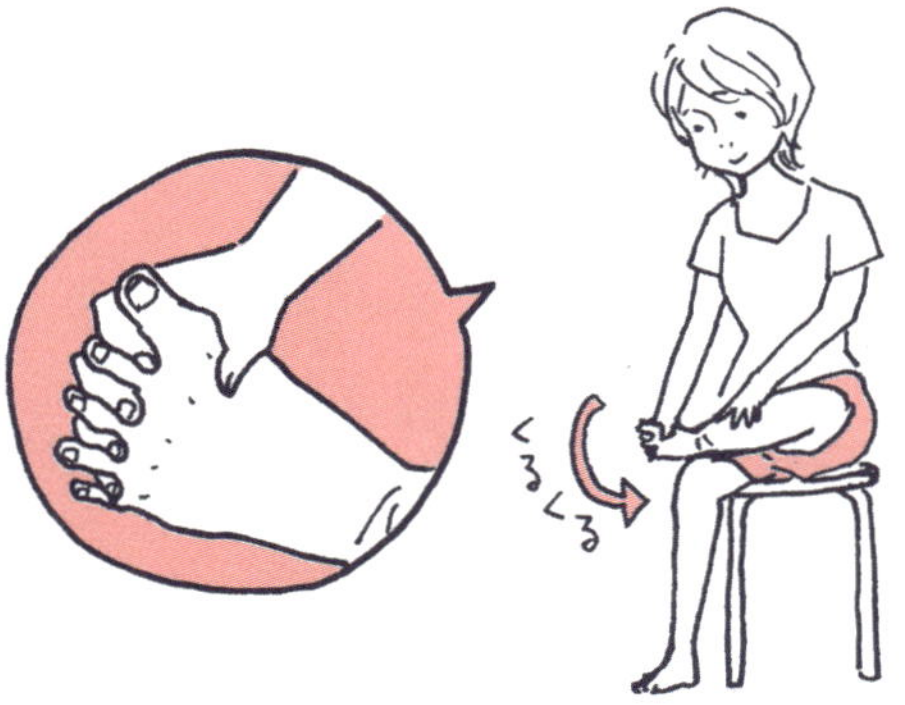

POINT
体がゆるんでいるお風呂あがりに行うのがおすすめ

緊張した筋肉が末梢神経を圧迫、血めぐりの悪化で手足が冷える

末梢神経とは、中枢神経である脳や脊髄から枝分かれして、体の隅々まではりめぐらされた神経のこと。デスクワークなどで長時間同じ姿勢を続けたり、寝転んで本を読むなど無理な姿勢をとったりすると、筋肉が緊張して末梢神経を圧迫するので、しびれや痛みを感じることがあります。正座したあとに足がジンジンするのは、まさしくその状態。

加えて末梢神経の圧迫は血めぐりを悪くするので、体の末端にある手や足に熱が届かず、結果として冷えが生じます。こうした状態を放置しておくと、特にドラキュラ女子の場合、だるくて疲れる、眠れないなどプチ不調が増長されて、日々のパフォーマンスは下がる一方。悪循環がくり返されます。

手首と足首をグルグルと回してほぐしゆるめ、末端の血行を促進しましょう。手と足の指をほぐすことも効果的です。指の側面を軽くつまんだり、ぐいっとそらせたりして、心地いい刺激を与えてみてください。このとき爪を立てずに手の指の腹を使って行うこと。日々のライフスタイルのちょっとした隙間の時間をうまく活用して毎日続ければ、効果は想像以上です。

こんな
ドラキュラ女子に

\クマ/ \フワ/ \頭痛/ \コレ/

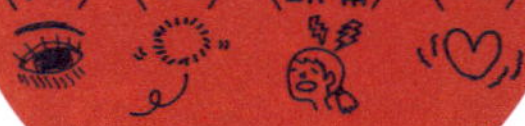

自律神経を整える首ストレッチ

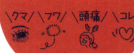

ここがポイント

- 体の活動バランスを司るのが自律神経。
- ゆっくりと呼吸しながら、首を回す。
- 息を吐きながら首を倒し、息を吸いながら元に戻す。

自律神経はヤジロベーのようにバランスをとっている

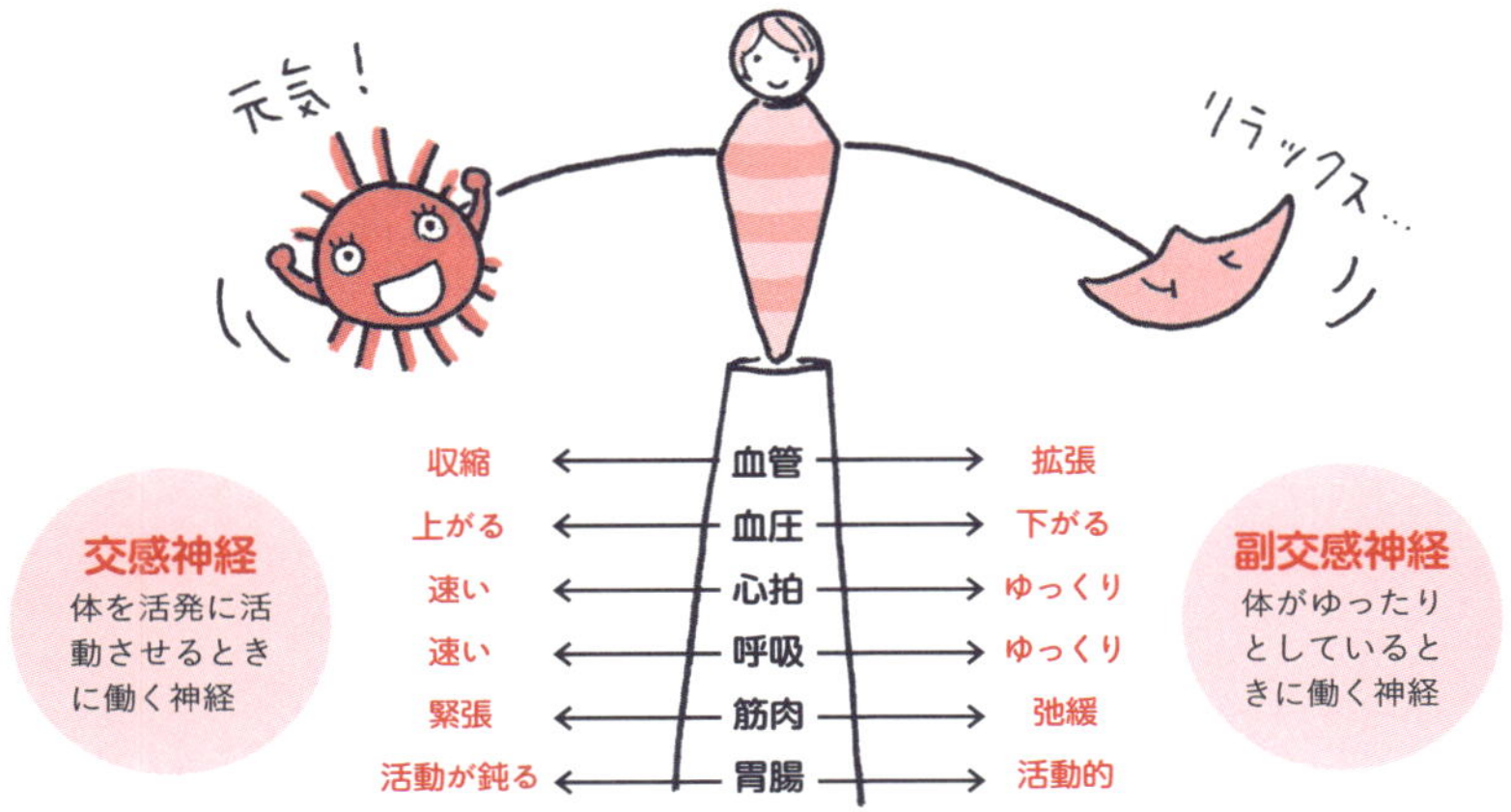
元気！
リラックス…
交感神経
体を活発に活動させるときに働く神経
副交感神経
体がゆったりとしているときに働く神経
収縮 ← 血管 → 拡張
上がる ← 血圧 → 下がる
速い ← 心拍 → ゆっくり
速い ← 呼吸 → ゆっくり
緊張 ← 筋肉 → 弛緩
活動が鈍る ← 胃腸 → 活動的

●首ストレッチのやり方

頭に手を添えて、伸ばせる範囲で前後左右に首を倒す。ゆっくり口から息を吐きながら倒し、鼻で息を吸いながら元に戻す

⚠ 首に痛みが出る場合は無理のない範囲で

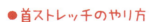

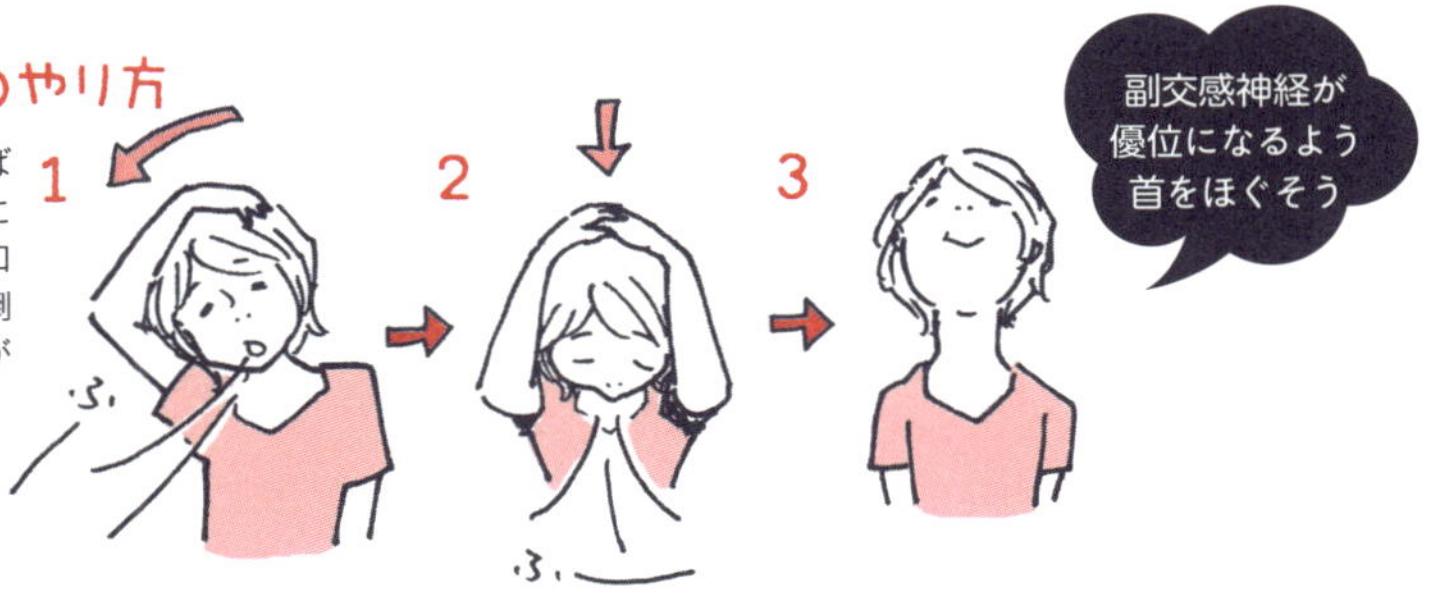
1
ふ
2
ふ
3
副交感神経が優位になるよう首をほぐそう

首や首のこりをほぐして、副交感神経を優位に

自律神経とは自分の意思とは関係なく体をコントロールしている神経のこと。活動モードの交感神経と、休息モードの副交感神経という、正反対の働きをする2つの神経から成り立っています。この2つの神経のバランスがとれていれば問題ないのですが、普段の忙しい暮らしでは、どうしても交感神経が優位になりがち。そこで、意図的に副交感神経が優位になるように、体に働きかけてみましょう。

おすすめなのは、首ストレッチです。姿勢を正して肩をリラックスさせ、ゆっくりと呼吸しながら、首を回します。その際、ゆっくりと口で息を吐きながら左右前後に倒し、鼻で息を吸いながら元に戻すと、深呼吸で体もゆるんで一石二鳥。この首ストレッチを毎日5～10回くり返してください。

ゆったりとした首のストレッチで、首や肩のこりがじんわりとほぐれて筋肉の過緊張から解き放たれると、副交感神経が働きやすくなります。血管も広がるので血めぐり力が上がり、体中に酸素や栄養、熱がいきわたって、ドラキュラ女子の気になる不調は次第に修復されてきます。

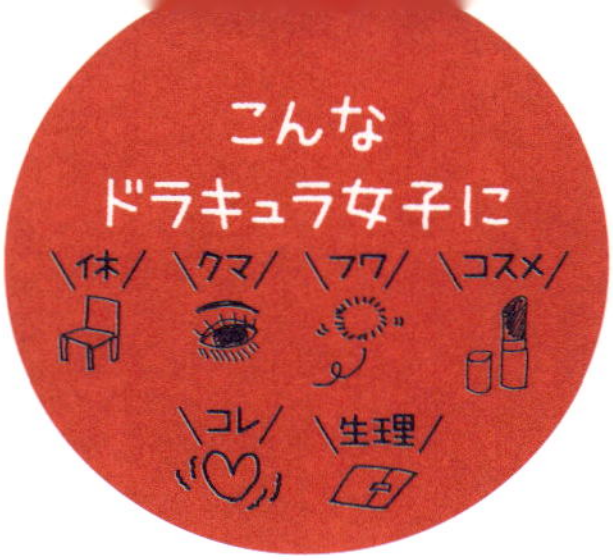

ドラキュラ女子は、23時までに眠れ！

ここがポイント

- 23時から午前1時の2時間にONからOFFにモードが切り替わる。
- 自分の体に合った睡眠時間を見定める。
- 寝坊しても、いつもの睡眠時間にプラス2時間まで。

自分の理想とする睡眠サイクルを考えよう

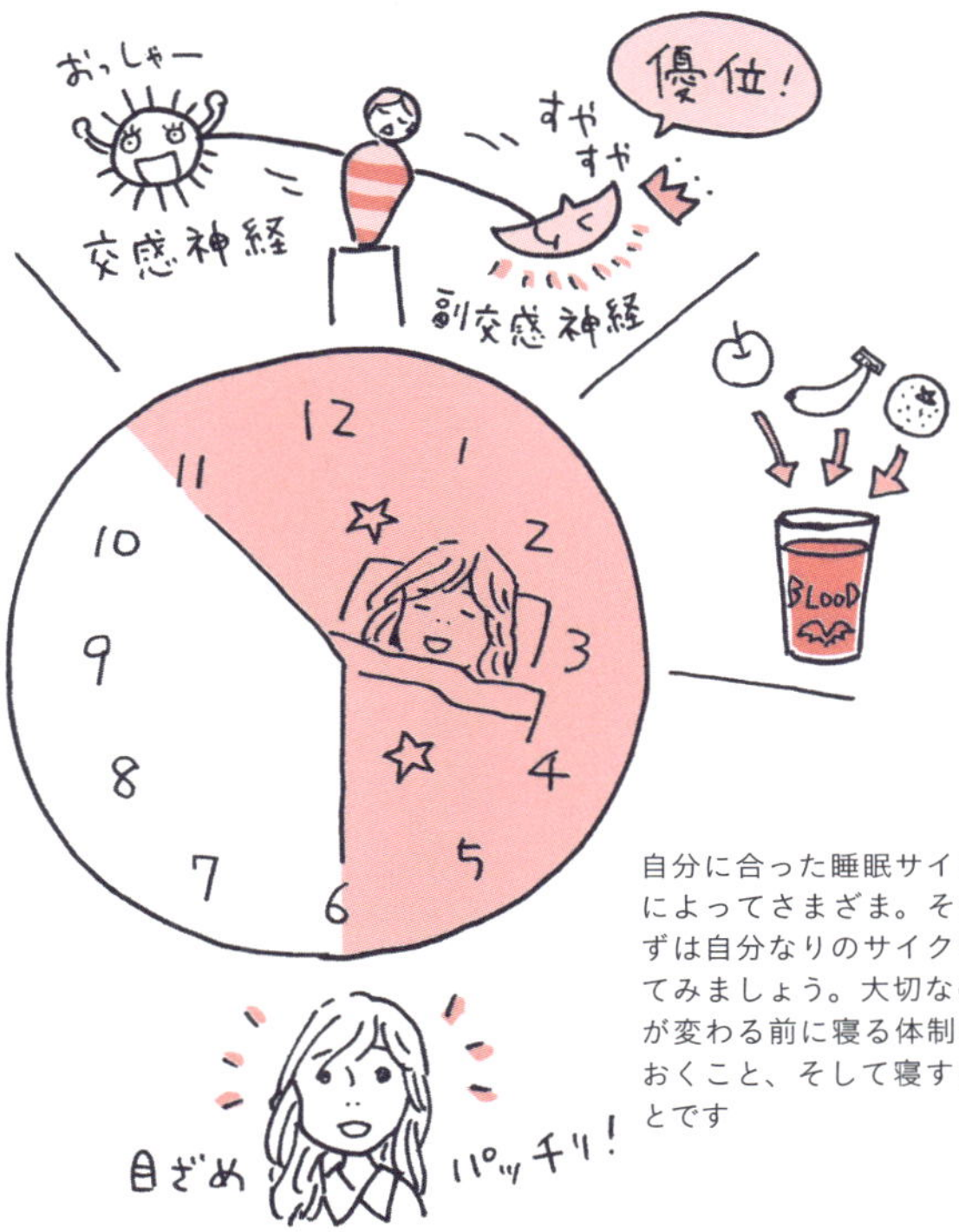

自分に合った睡眠サイクルは人によってさまざま。そこで、まずは自分なりのサイクルを考えてみましょう。大切なのは日付が変わる前に寝る体制を整えておくこと、そして寝すぎないことです

せめて週2～3日は目指せ、23時就寝

眠っている最中のあなたは副交感神経が優位になったリラックス状態になっていて、体や脳を回復させる休息モードに入っています。東洋医学では、23時から午前1時の間は交感神経優位のON状態から副交感神経優位のOFF状態へ入れ替わる時間帯と考えられており、そのあとの1時から3時の間に血が造られるとされています。なので、ドラキュラ女子は23時までには布団に入っておきたいところです。さすがに毎日は難しくても、週2～3日は実行できるようにがんばってみましょう。

理想的な睡眠時間は1日6～10時間といわれていますが、これには個人差があります。睡眠時間5時間でも熟眠感が得られて目ざめが爽快なら、それがあなたに最適な睡眠時間です。

そして休日、「さぁ、好きなだけ寝坊するぞ～」と思っても、寝すぎは禁物。普段にプラス2時間までが目安です。昼寝の場合は、午後3時くらいまでに15～30分ほど短時間だけ眠ります。眠りすぎてしまうと体内時計のリズムが乱れ、自律神経のバランスを崩すことにつながるので注意しましょう。

こんな
ドラキュラ女子に

＼トシ／

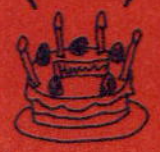

＼クマ／

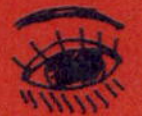

半身浴とふくらはぎマッサージでポカポカ生活

ここがポイント

- 38～40℃のぬるめの湯でのんびりと半身浴する。
- バスタブに浸かりながら、ふくらはぎをもみほぐす。

ゆったりバスタイムで血をめぐらせる

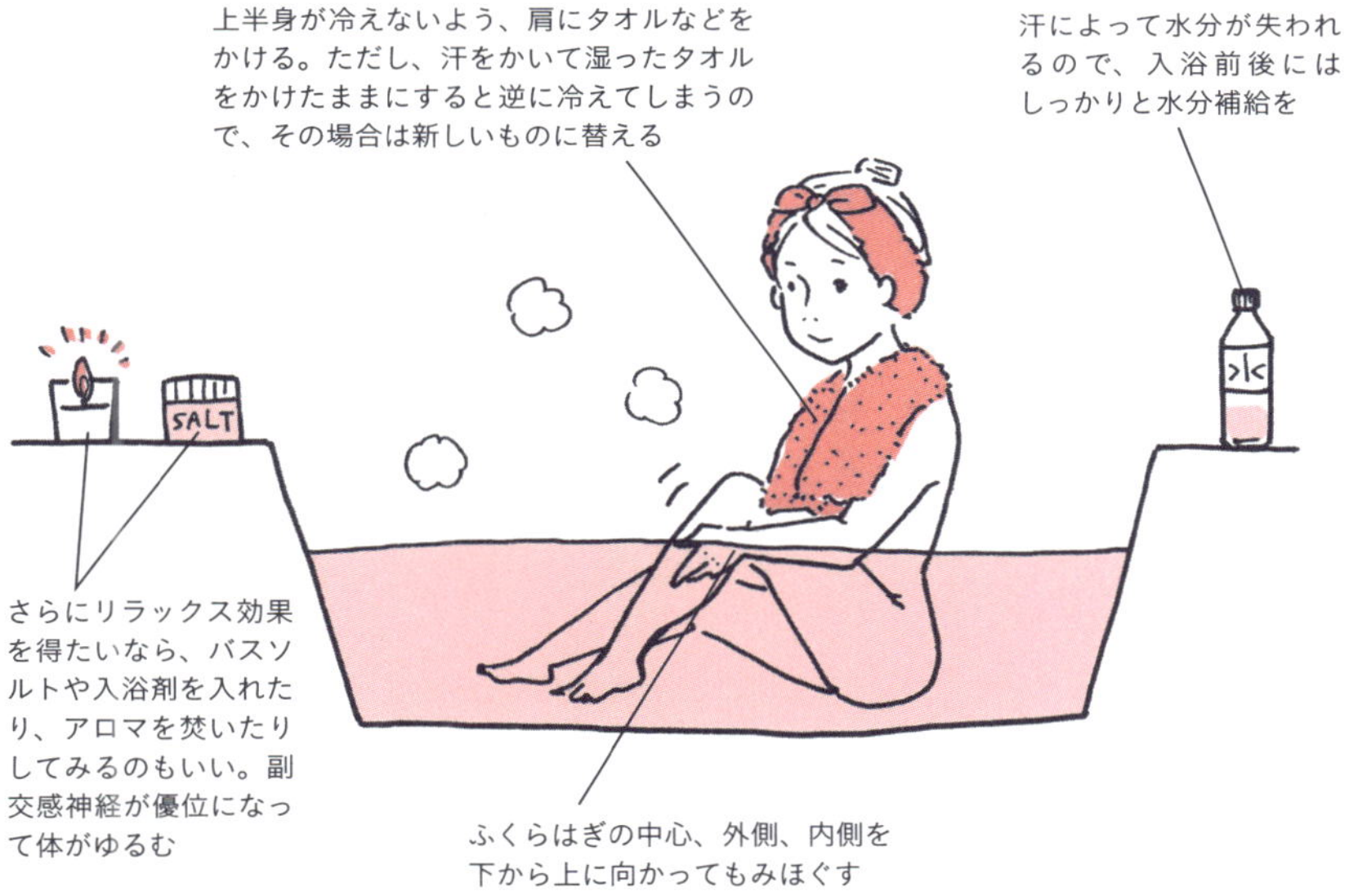
上半身が冷えないよう、肩にタオルなどをかける。ただし、汗をかいて湿ったタオルをかけたままにすると逆に冷えてしまうので、その場合は新しいものに替える
汗によって水分が失われるので、入浴前後にはしっかりと水分補給を
SALT
水
さらにリラックス効果を得たいなら、バスソルトや入浴剤を入れたり、アロマを焚いたりしてみるのもいい。副交感神経が優位になって体がゆるむ
ふくらはぎの中心、外側、内側を下から上に向かってもみほぐす

全身をポッカポカに温めながら ふくらはぎをもみほぐす

お風呂タイムは副交感神経を優位にする癒しの時間。簡単にシャワーで済ませるのではなく、バスタブにお湯をためてのんびり入浴する習慣をつけたいものです。心臓に負担をかけずに長湯したいのなら、半身浴に限ります。38～40℃のぬるめの湯で半身浴をすると、温まった血液が体の芯から末端にまでめぐりめぐって、全身がポッカポカに温まります。気分もリフレッシュして、ぐっすりと熟睡できることうけあいです。

私はバスタブに浸かりながら、第二の心臓といわれるふくらはぎをマッサージしています。下半身には血液の70％近くが集まっていますから、たまってしまわないように循環させなければなりません。そのためにはふくらはぎのマッサージが最適なのです。

バスタブに浸かったら、最初は足裏を指先で押し、それからアキレス腱をほぐしたり、足指や足首を回したり。そして、ふくらはぎを片手でつかんで、下から上へともんでいきます。ときには軽くたたいて刺激することもあります。バスタブがせまくてマッサージがしにくい場合は、お風呂あがりでもかまいません。

こんな
ドラキュラ女子に
\コスメ/

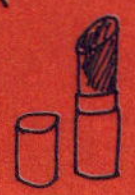

ドラキュラ女子の肌には、潤いが必要

ここがポイント

- 洗顔ではゴシゴシと洗いすぎない。
- 化粧水で保水し、クリームやオイルでフタをする。
- 美容液を使う場合は、化粧水のあとにつける。

顔のお手入れはやさしく、肌をいたわるように

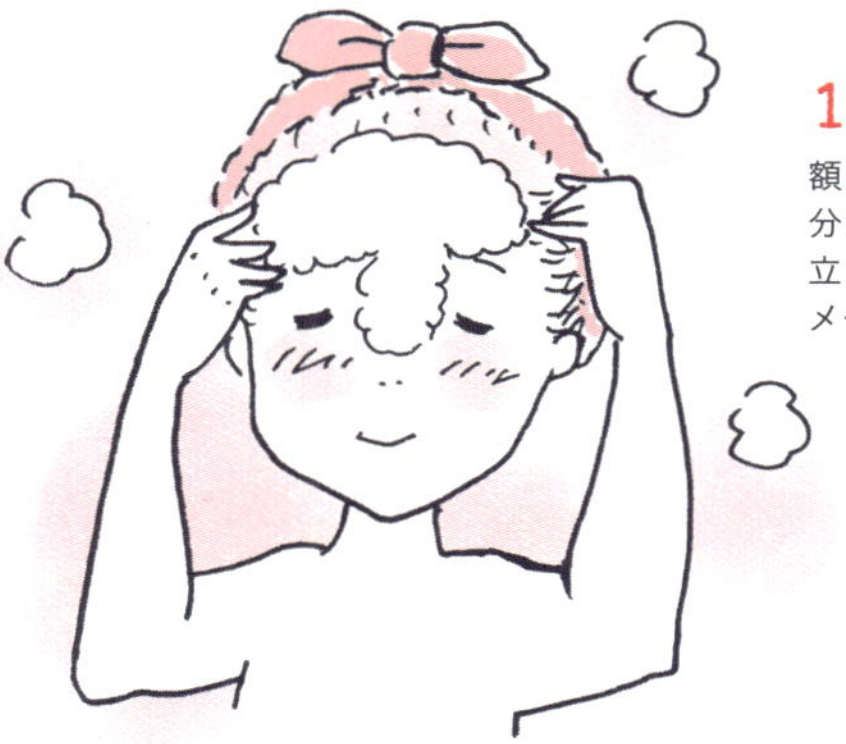

1. 洗う

額から鼻、あご先にかけて皮脂の分泌が多いＴゾーンを中心に、泡立てた洗顔料をのせるようなイメージでやさしく洗う

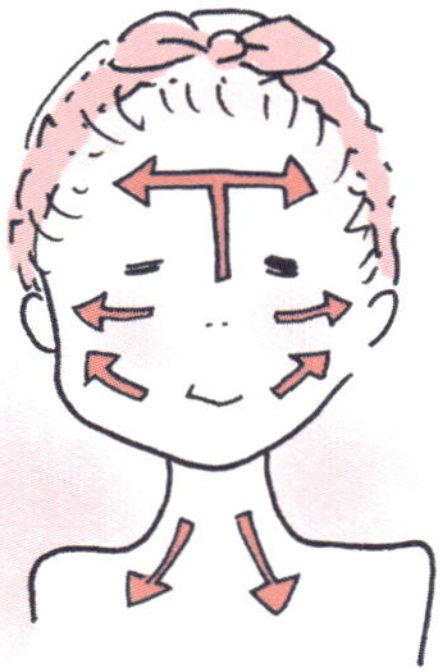

2. マッサージ

スベりをよくするクリームやオイルを塗ったあと、リンパの流れに沿ってやさしくマッサージを。爪を立てたり、ゴシゴシこすったりしないように注意

いちばんの美容液は酸素をたっぷり含んだ血液

青白い顔色のドラキュラ女子のみならず、オトナ女子世代になったら、スキンケアでしっかり保湿しなくてはいけません。乾燥は大敵です。

まず、洗顔での洗いすぎは禁物。ノーメイクならぬるま湯だけで十分に汚れを洗い落とせます。脂分の多いＴゾーンやメイクアップした日には、しっかり泡立てた洗顔料でやさしく包みこむようにして洗顔します。ゴシゴシこすってはいけません。

化粧水で肌を整える際は、最初に顔全体にたっぷりつけてから、次に目元や口元など乾燥が気になる部分にもう一度つけましょう。保水後は、クリームやオイルなど油分を含む化粧品をまんべんなく塗って、水分が蒸発しないようにフタをしてあげます。美容液をつける場合は、化粧水のあとに塗り、それからクリームやオイルでフタをします。

こうした基本のお手入れは欠かせませんが、美肌を作るいちばんの美容液は酸素をたっぷり含んだ血液です。体の隅々にまでいきわたれば、それだけで顔色はぐんと明るく華やぎます。美しくなるためにも、まずは脱ドラキュラ女子を目指しましょう。

こんなドラキュラ女子に
\コスメ/ \頭痛/

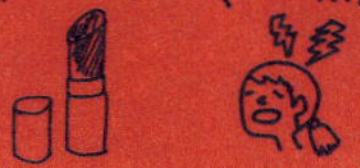

目指せ！
健やか頭皮とサラツヤ美髪

ここがポイント

- 頭皮の血行不良で抜け毛が起きる。
- ブラッシングで頭皮に適度な刺激を与える。
- シャンプーの際は髪ではなく頭皮をマッサージするように洗う。

やわらか頭皮を目指すなら、こり改善とマッサージ

マッサージするなら頭皮を

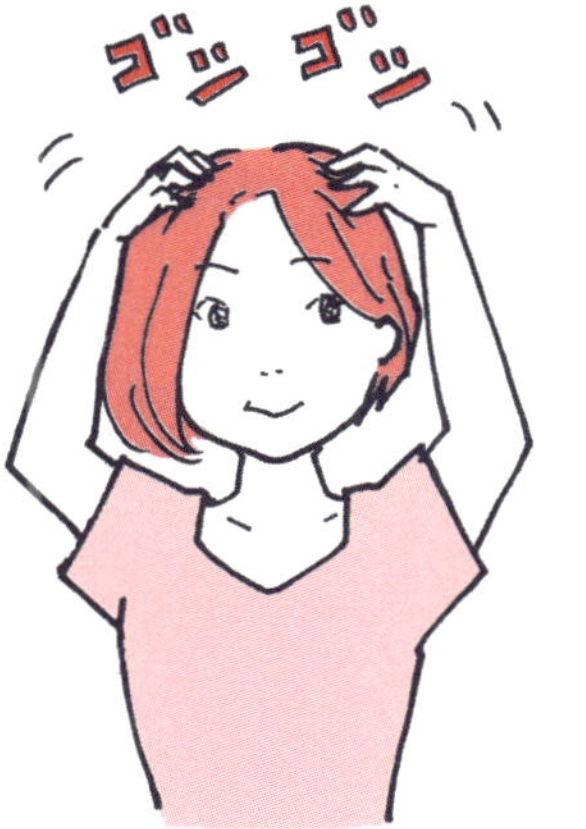

頭皮は髪という木々を生やす、土壌のようなもの。ここが栄養不足だと、生えてくる髪も細く元気がないものに。両手の指の腹を頭皮に置いて、少しずつ動かしながらマッサージを

首、肩と頭はつながっている

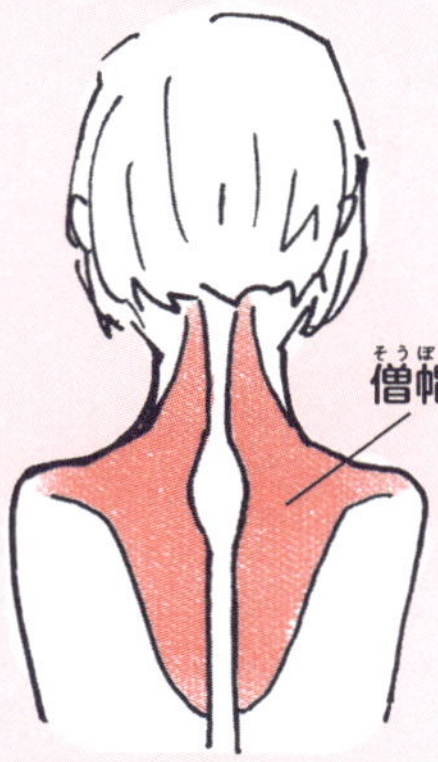

僧帽筋は頭の後ろから肩甲骨、そして背骨まで広がっている大きな筋肉。頭の血行が悪く、頭皮が固くなると、僧帽筋が上に引っ張られて、首や肩のこりの原因に

頭皮のブラッシングで、頭痛、首や肩のこりも改善

頭皮と髪のお手入れは、ブラッシングから始まります。からまった髪をほどいて汚れやほこりを落とすと同時に、ブラシで適度な刺激を与えることで頭皮の血めぐり力はぐっと高まります。そうすると、首から肩甲骨、背中をおおう僧帽筋もほぐされるので、頭痛だけでなく、首や肩のこりまでも改善する効果が期待できるのです。

シャンプーの際は髪ではなく頭皮を洗います。指の腹を頭皮にあてたまま離さず、頭皮を動かすようにマッサージ。髪の汚れは頭皮を洗ったシャンプーの泡が流れ落ちるだけでも十分きれいになるので、ゴシゴシとこする必要はありません。トリートメントは頭皮ではなく髪につけます。髪の水分をふきとってからトリートメントをなじませると浸透しやすくなりますし、髪に目の細かいくしを通すと1本1本によりよく浸透します。

シャンプー&トリートメントは、出かける前の朝シャンより、夜の寝る前に済ませるのが断然おすすめ。髪は血液と同じように眠っている間に作られるので、睡眠中は頭皮に汚れがない、まっさらな状態にしておくほうがいいのです。

こんな
ドラキュラ女子に
＼頭痛／

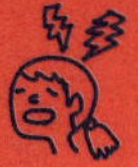

目のトラブルのセルフケア

ここがポイント

- 目の周りの筋肉が硬直することによる血行障害で、目の疲れが起きる。
- 目玉エクササイズをすると目の周辺の筋肉がほぐれる。
- 遠くの景色をぼんやり眺めるのもいい。

目玉エクササイズでお手軽リラックス

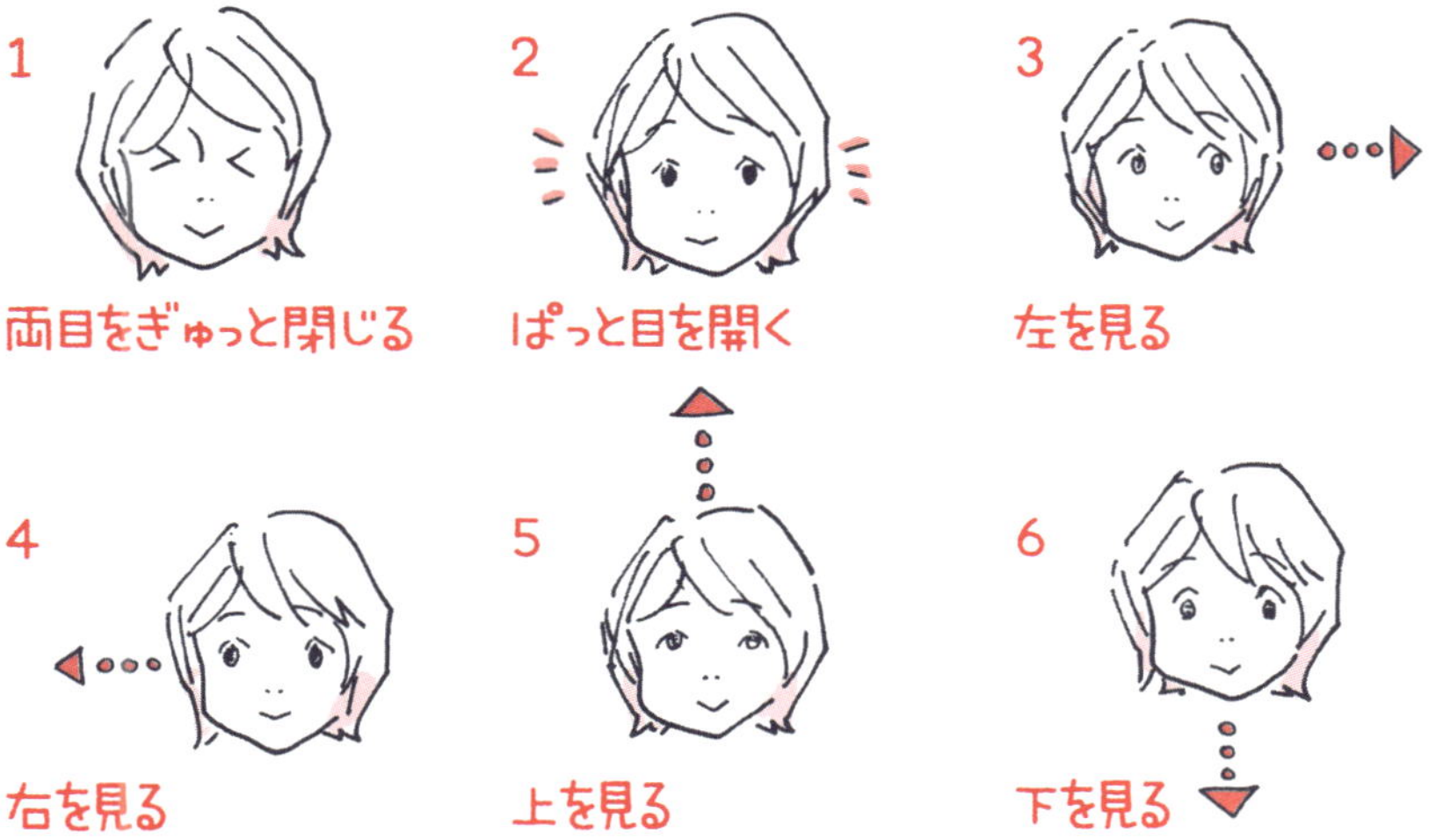
1 両目をぎゅっと閉じる
2 ぱっと目を開く
3 左を見る
4 右を見る
5 上を見る
6 下を見る

POINT

- 目が疲れてきたな、というタイミングでOK
- 顔は動かさず、目だけを動かすのがポイント
- 1カ所を見続けるのを避け、きょろきょろと動かすのがいい
- 目を閉じて、しばらく休ませるだけでも効果はある

疲労を感じたら目を閉じて、温めたり、眼球を動かしたり

貧血になると、人によっては白目が蒼白になることがあります。また、目の下のクマもできやすくなります。そして、今はパソコンとスマホが欠かせない時代。ブルーライトの影響もあって、目は疲れる一方です。直接的な目のトラブルだけでなく、頭痛、首や肩のこり、めまいなどの二次的な症状も引き起こされます。

「目が疲れてきたかな」と思ったら、まずは目を閉じてしっかり休ませてあげましょう。シンプルなことですが、緊張した目の周りの筋肉もじんわりとほぐれます。蒸しタオルを目の上にのせるのもいいでしょう。温めると気持ちよくてリラックスできますし、血行も促進されます。眼球を左右上下に動かす目玉エクササイズをするのもおすすめです。

また、たまには遠くの景色をのんびり眺めてみてはいかがでしょうか。普段手元の細かい文字を見ることが多く、遠くにピントを合わせる機会はあまりありません。雲や木や揺れる葉をぼんやり見ているだけで、目のトレーニングになるのはもちろん、副交感神経が優位になって血めぐり力がアップ。目のトラブルのケアにつながります。

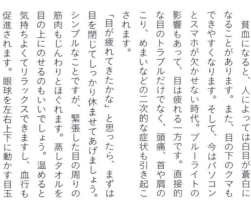

こんな
ドラキュラ女子に
＼クマ／

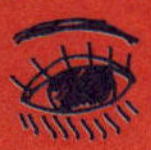

むずむず脚のためにできること

ここがポイント

- 不快な違和感があり、不眠や倦怠感が生じるのがむずむず脚症候群。
- むずむず脚対策には、鉄分たっぷりの食事をとるのが基本。
- 禁酒禁煙に加えて、夕方以降のカフェインは控える。

むずむず脚になったら……

●実践するといいこと

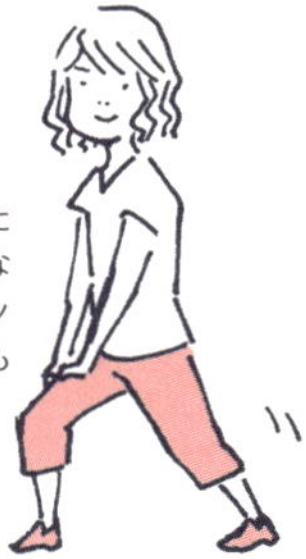

脚ストレッチ

たまには脚を曲げたり伸ばしたりするなど、簡単なストレッチをして動かすのもいい

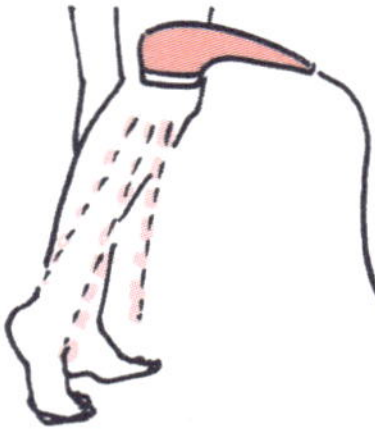

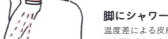

脚にシャワー

温度差による皮膚への刺激がいいとされるので、夏場は冷たいシャワー、冬場は熱めのシャワーをあててみる

●避けたほうがよいもの

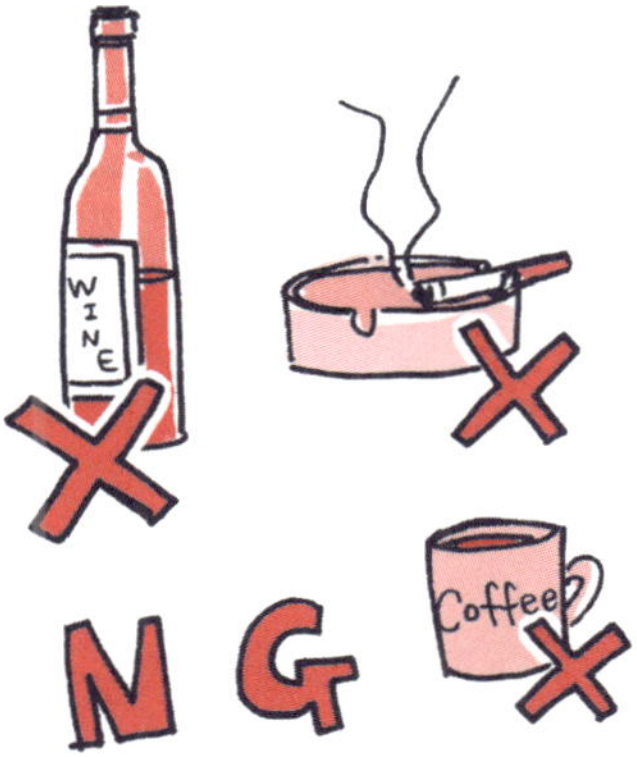

禁酒禁煙を心がける。むずむず感を助長してしまうため、夕方以降のカフェインも控えて

禁酒禁煙、ノンカフェインを実行

ドラキュラ女子に多いとされるむずむず脚症候群。じっとしているとき、太ももやふくらはぎ、足の裏にまるで虫がはっているような不快な違和感が起こり、ソワソワ、イライラしてしまう病気です。脚がつってしまう、いわゆるこむら返りとは、まったく別もの。こむら返りはふくらはぎの筋肉が異常収縮して起こりますが、むずむず脚症候群ではつったような感覚があったとしても、実際には筋肉の収縮は起こっていません。

むずむず脚症候群にかかると、つらい症状に加えて、なかなか寝つけず睡眠不足になりがちです。眠れても熟眠感が得られにくくなるので、まずは規則正しい生活を心がけ、鉄分たっぷりの食事は基本中の基本です。

むずむず感を増悪させるお酒やタバコはNGです。カフェインの類も特に夕方以降は控えます。激しい運動は避けたほうがいいのですが、動かさないのもよくないので、簡単なエクササイズやストレッチなどを取り入れてみてください。症状が出たときは、何か違うことに集中して気をそらすと症状が和らぐ場合があります。重い症状が出ているなら、早めに医師に相談してください。

こんな
ドラキュラ女子に
\フワ/ \コンビニ/

ラジオ体操で運動不足解消、ランジで筋力アップ

ここがポイント

- 積極的に体を動かそう。
- ラジオ体操第一なら無理なく始められる。
- リバースランジで下半身をみっちり鍛える。

ドラキュラ女子におすすめの運動2選

●ラジオ体操

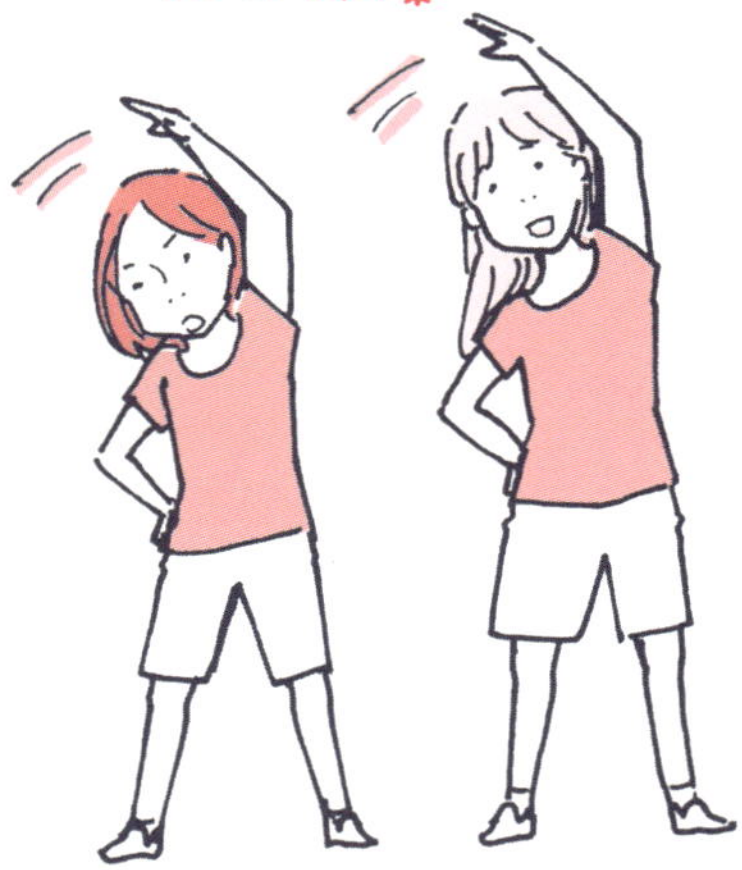

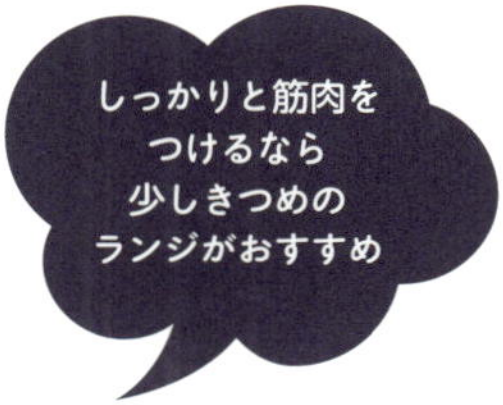
しっかりと筋肉を
つけるなら
少しきつめの
ランジがおすすめ

●ランジ

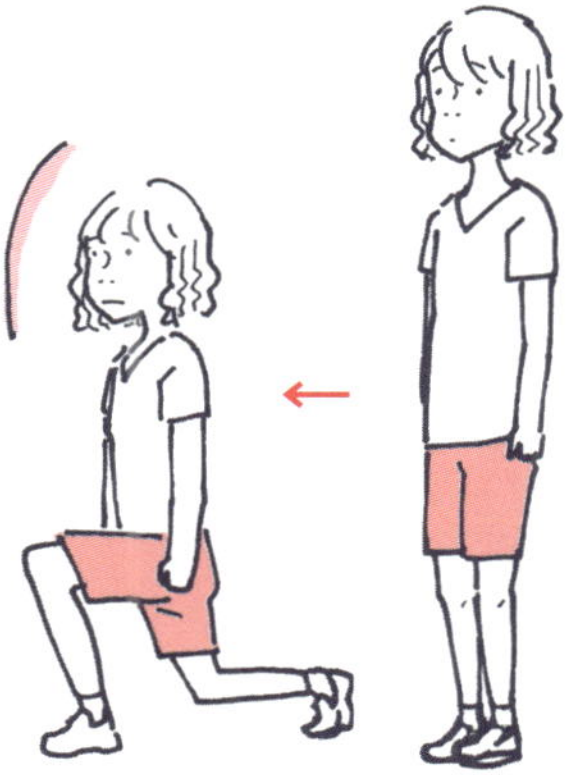

両足をそろえて立ち、片足を後方に踏み出す。腰を落として両脚を曲げていき、ひざがしらが床につかないところで止め、ゆっくり元の姿勢に戻る。両脚合わせて、朝晩10～15回ほど続けるといい

ラジオ体操やランジで体を動かす習慣を

診察時に問診をしていると、ドラキュラ女子は総じて運動不足気味です。しかしながら、適度に体を動かすことは、症状の改善だけでなく健康力の底上げにもつながるので、積極的にトライしてもらいたいと思います。

ラジオ体操からスタートしてみてはいかがでしょう。老若男女向きの第一と、運動強度がやや高めの第二の2種類がありますが、第一で十分。ラジオ体操第一は13の動きで構成されており、400種近くもの筋肉をまんべんなく動かすことができます。ネットで検索すれば、簡単に動画などが見つかるので参考にしてください。

さらに、リバースランジで下半身の筋肉をみっちり鍛えるのもおすすめ。ランジとはスクワットに次いでメジャーな筋トレの種目のひとつです。なかでもリバースランジは臀部の筋肉やハムストリングスによく効くトレーニングで、スポーツベタなオトナ女子でも比較的正しく行えるので効果が期待できます。ただし、がんばりすぎるとむしろ酸素不足で息苦しくなることも考えられるので、体の声を聞きながら、くれぐれもマイペースで続けることをお忘れなく。

スロージョギングで有酸素運動

ここがポイント

- 体に酸素を取り込む有酸素運動で、脂肪を燃焼させ、エネルギーを作り出す。
- 普段の歩幅の半分くらいで前進するスロージョギングなら体への負担も少ない。
- さらなる脂肪燃焼効果を期待するなら20分は続けたい。

有酸素運動で酸素をめぐらせる

●スロージョギングのやり方

1. 足の指のつけ根で着地する

かかとではなく、足の指のつけ根で着地することで、ひざや腰にかかる衝撃や負担を減らすことができる

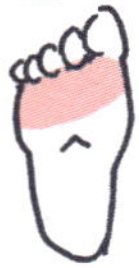

2. 歩幅はせまく、普段の歩幅の半分ほど

3. あごは上げ、背筋を伸ばす

4. 腕は自然に振る

5. 口を開け、自然な呼吸でゆっくりと走る

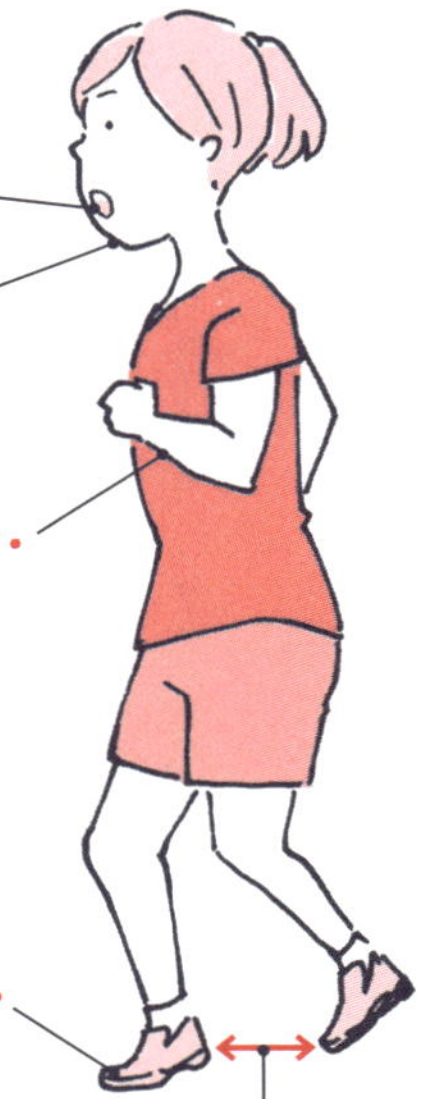

スロージョギングで無理せず楽しく有酸素運動

体内の隅々まで酸素をめぐらせるためには、有酸素運動がベストです。酸素がいきわたるようになれば、気になるプチ不調は少しずつ改善されていくでしょう。有酸素運動には水泳、ヨガ、ジョギング、サイクリング、エアロビクスなどがありますが、ドラキュラ女子におすすめなのは、体に余計な負担をかけずにゆったり走るスロージョギング。ニコニコと談笑できるくらいのスローペースなので、運動オンチのオトナ女子でも気軽に始められます。

動きやすい服装に着替えてスニーカーを履いたら、スタート！ あなたの普段の歩幅の半分くらいの幅を目安に、リズミカルにポンポンと跳ねるように前進します。背筋を伸ばし、体を少しだけ前傾させると疲れにくいと思います。

足裏は蹴り上げず、地面を押すだけ。ひじは意識して振るというより、自然な動きにまかせましょう。ジョギングのフォームよりも競歩に近いイメージです。最初は1日15〜30分、慣れてきたら1時間以内を目安にしてください。決して無理せず、疲れない程度に続けましょう。

column

ドラキュラ女子's VOICE 02

子宮筋腫だったので、生理のときの出血がものすごく多くて毎月大変でした。子育てと仕事で忙しく、ストレスフルになっていたとき、突然、目の前が真っ白になって気分が悪くなり、みるみるうちに顔面蒼白に。驚いた同僚がすぐに対応してくれ、しばらく横になって休んでから病院へ。以来、鉄剤の注射を打っていました。子宮筋腫の手術をしたら、すっかり貧血は改善されました。（42 歳・歯科医師）

20 代前半に貧血になったことがあります。ときどき重い荷物をもったときに呼吸が浅くてつらくなったり、ちょっと歩いただけで息が切れたりすることがあると、「あれ !? また、貧血になったのかも」と食生活と睡眠を見直すようにしています。それでも息切れが改善されなければ、病院で診てもらいます。（32 歳・アパレル勤務）

20代は軽い貧血だったのですが、30 前半での妊娠中に重度の貧血になりました。病院ではいつも注意されていました。貧血改善のため、せっせとひじき、小松菜やほうれん草は食べていましたが、もともとお肉が嫌いで、どうしても食べられません。今はがんばって鶏肉は食べられるようになりましたが、赤身のお肉はどうしても無理。出産後に漢方薬を飲むようになって、今ではすっかり改善しました。（36 歳・デザイン事務所勤務）

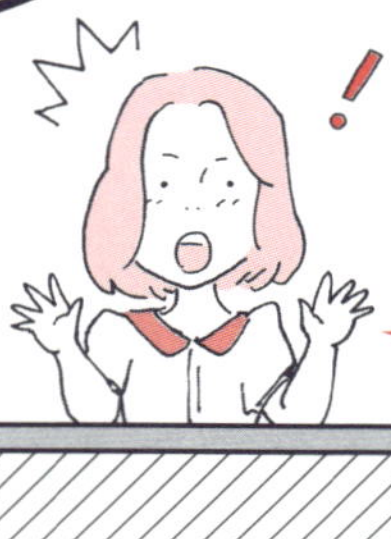

30 ～ 40 代のオトナ女子は、ドラキュラ女子歴も長い歴戦の猛者。なまじ対策を知っているだけに、ギリギリまでがんばりがちですが、生活習慣の変化や病院での治療で劇的に楽になる人も

4章

知っておきたい貧血のメカニズム

貧血になると体の中でどんなことが
起こっているのか。
鉄不足以外ではどんな貧血があるのか。
ドラキュラ女子なら知っておきたい
貧血の基礎知識。

オトナ女子の5人に1人が貧血！

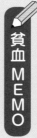

貧血MEMO

- 貧血患者のうち1/4は重度貧血と危険な状態。
- 日本には鉄不足を予防する国策がほぼない。
- 一人ひとりが貧血に対する気づきの力を高めるべき。

ドラキュラ女子人口は非常に多い

●海外では鉄不足を予防する国策が

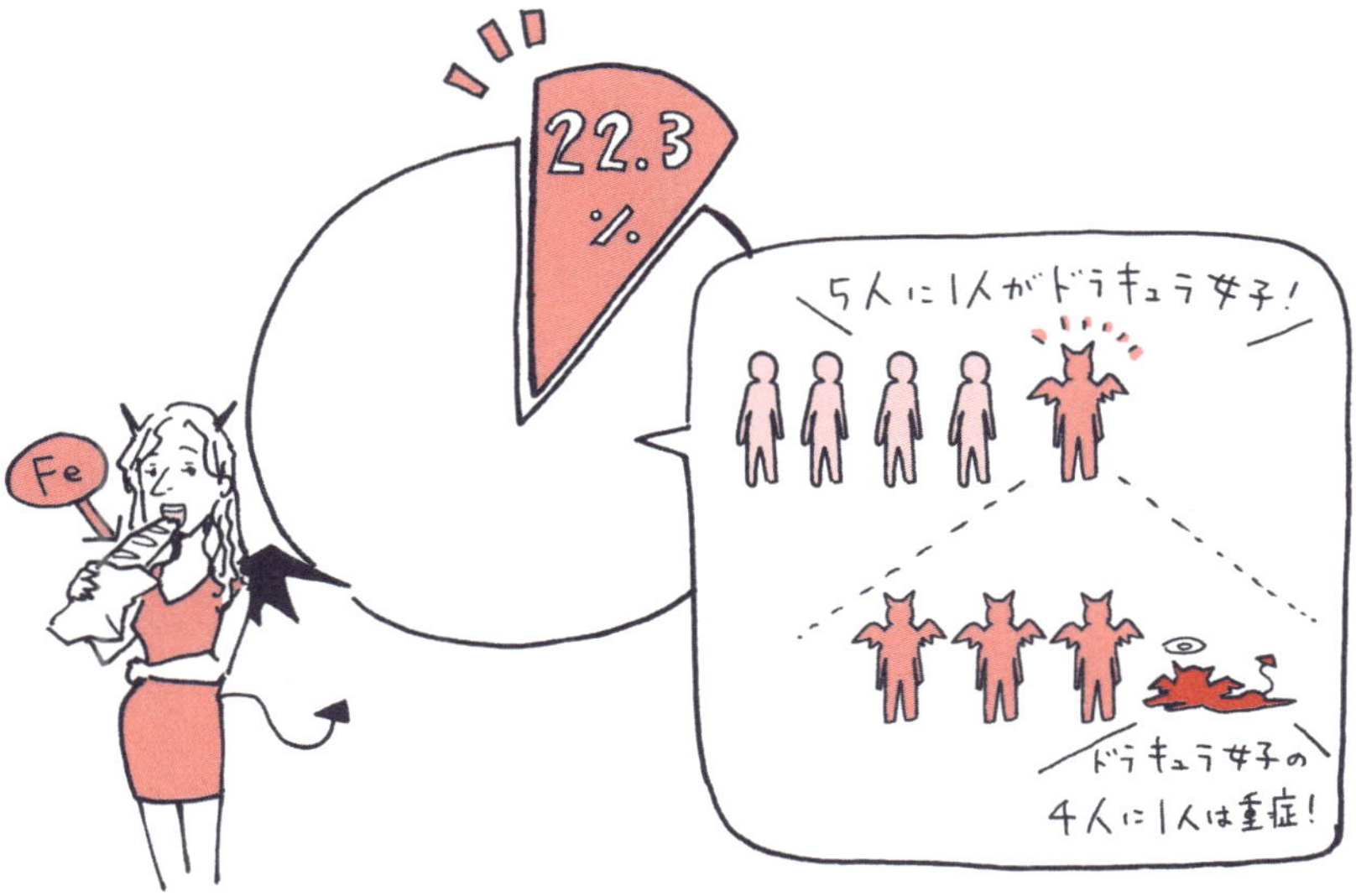

健康な日本人女性1万3000人以上を対象とする調査（2006年、虎の門病院血液科・久住英二医師らが発表）によると、50歳未満のオトナ女子世代を含む女性の22.3%は貧血という結果に。そのうち、重度の貧血は¼に上る。海外では、鉄が添加された主食などがあるのに対し、日本では貧血に関する制度がほとんどない

今や貧血は国民病!? 意識を高めなきゃと心得よ

顔を合わせると、「なんかさぁ、今日もだるくない?」というセリフがあいさつ代わりになっている日本のオトナ女子たち。あるデータによると、50歳未満の日本人女性の5人に1人は貧血で、貧血患者のうち¼は重度の貧血にかかっています。これはもう日本は貧血大国であるという、実に嘆かわしい現状です。

貧血は体にとって最重要な栄養素である鉄が欠乏して起こるので、世界各国では積極的に鉄不足を予防する対策が講じられています。アメリカやイギリス、スウェーデンでは、国策によって小麦粉など主食の食材に鉄が添加されています。中国、ベトナム、フィリピンでも、鉄強化米や鉄添加されたしょうゆが出回っています。ところが日本ではというとほぼ無策の状態で、個人の地道な努力にのみ委ねられているのです。

貧血になると日々さまざまなプチ不調に悩まされるので、それだけあなたのパフォーマンスは下がりますし、健康面や美容面にも悪影響を及ぼします。もはや貧血に対する気づきの力を高めるのは、オトナ女子の必修科目!

低血圧と貧血は似て非なるもの

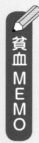

貧血MEMO

● めまいや立ちくらみの症状が似ているため、しょっちゅう間違われる。

● 起立性低血圧は脳貧血ともいわれるが、貧血とは無関係。

低血圧と貧血はここが違う

●低血圧の人の血管では…

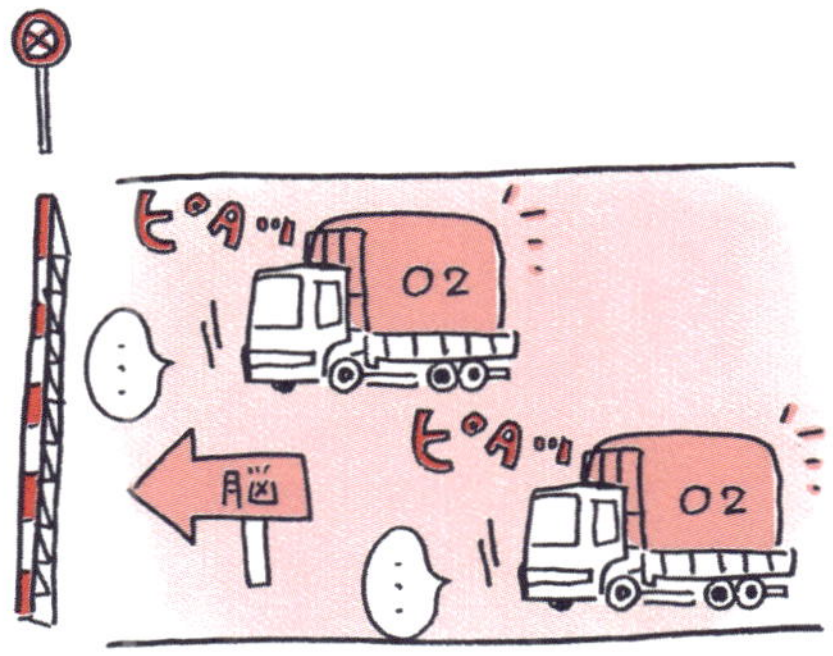

酸素などの運ぶ物資はそろっているものの、なんらかの形で脳に向かうことができずに、脳が酸欠状態に陥っている

●貧血の人の血管では…

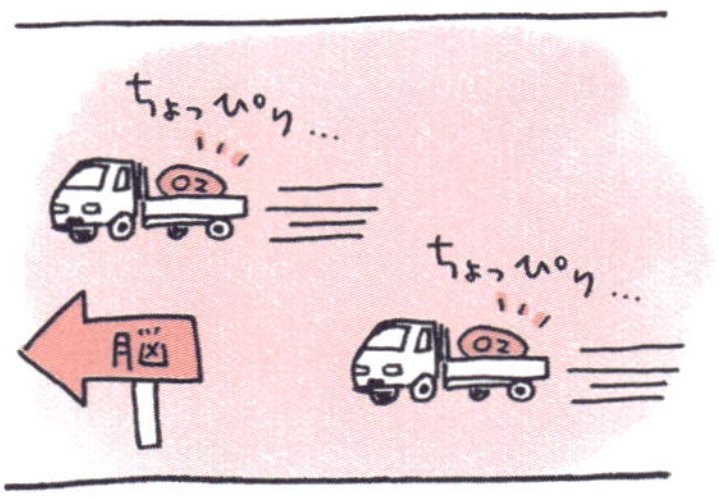

脳に向かう通路は通れるが、物資もそれを運ぶトラックも足りない状況のため、結果、脳や体全体が酸欠状態になっている

朝礼でバタンと倒れるのは、貧血ではなく起立性低血圧

低血圧と貧血は、めまいや立ちくらみなどの症状が似ているために混同されやすいのですが、実はまったく別の病気です。

貧血は肺で酸素を受け取る血液中のヘモグロビンの濃度が低くなっている状態。酸素という荷物を少しだけしか積み込まず、トラック（血液）が全身を走り回っているイメージです。当然体は酸素不足になるので、めまいや立ちくらみを起こします。

一方、低血圧ではヘモグロビン濃度は正常値ですが、心臓のポンプ機能が弱くなったりして送り出される血液量が減っている状態です。なかでも起立性低血圧は急に起き上がったり立ったり、立ちっぱなしでいたりすることで血圧が急降下し、脳に十分な血液が送り届けられず酸欠となって、めまいや立ちくらみが現れます。つまり、荷物（酸素）は積んでいるものの、脳の手前でトラック（血液）がエンストを起こしたようなもの。

学校の朝礼で立ち続けているとバタンと倒れる子どもがいますが、これは起立性低血圧。起立性低血圧は脳貧血ともいわれますが、貧血とは無関係。ちなみに、低血圧だと貧血になりやすいといった事実はありません。

貧血はこうして起こる

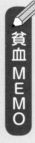

貧血 MEMO

● 肺で酸素と結合するのは、赤血球中のヘモグロビン。

● ヘモグロビンの原材料は鉄。

● 鉄分不足でヘモグロビンが減ると、体内が酸欠になって貧血に。

酸素の運び屋を増やすことが脱貧血の近道

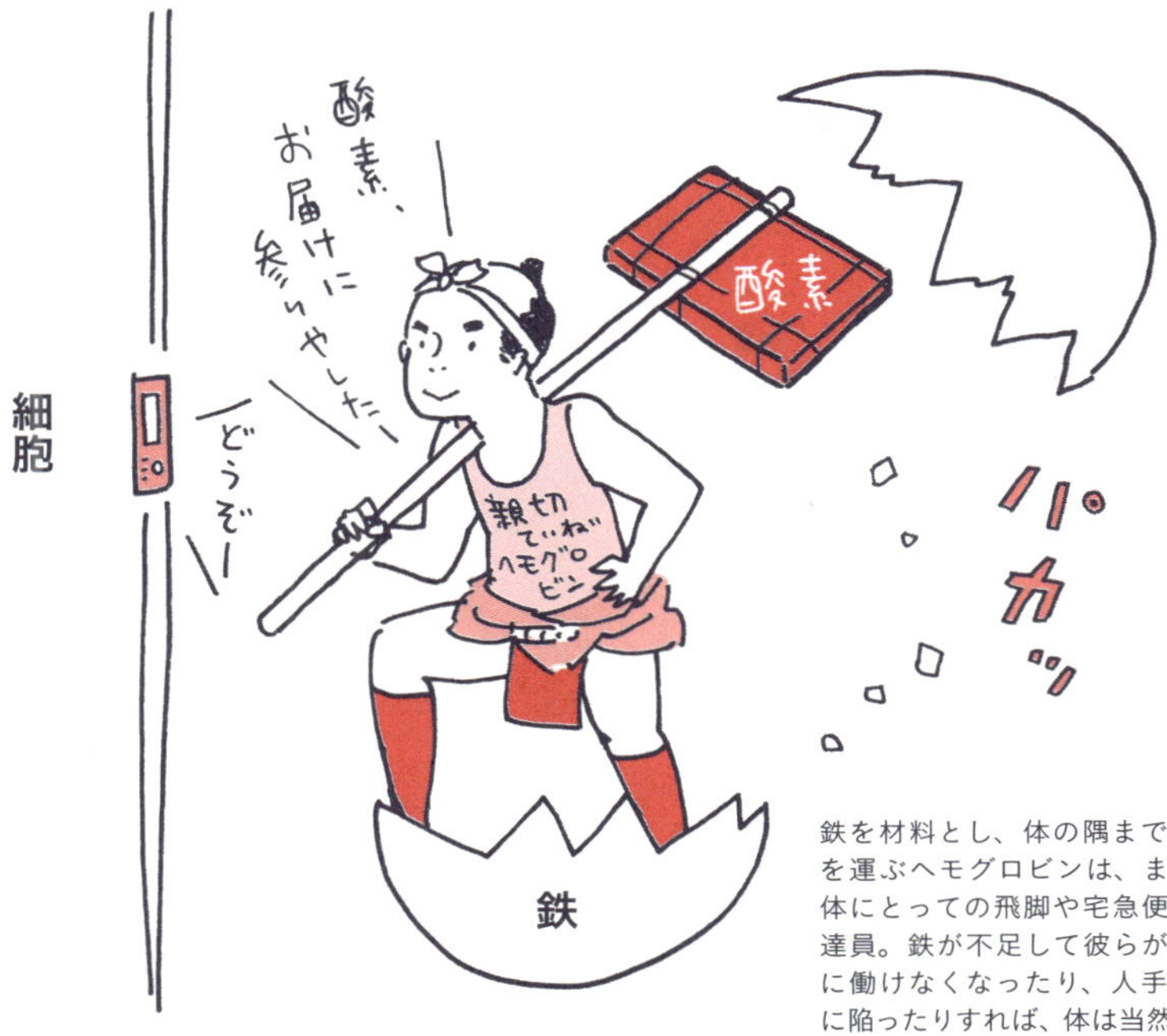

鉄を材料とし、体の隅まで酸素を運ぶヘモグロビンは、まさに体にとっての飛脚や宅急便の配達員。鉄が不足して彼らが十分に働けなくなったり、人手不足に陥ったりすれば、体は当然弱ってしまう

生理の出血で鉄分が流出。だから女性に貧血が多い

血液の成分には赤血球、白血球や血小板などがあり、免疫に関わる白血球、出血を止める血小板というように、それぞれの役目を担っています。赤血球の働きは、肺で酸素を取り込んで体の隅々にまで届けること。

酸素をしっかりキャッチするのは、赤血球の中のヘモグロビン。酸素と結合するヘモグロビンの原材料が鉄なのです。体内の鉄分が足りなくなると材料不足でヘモグロビンの生産量が減るので、酸素をたくさん取り込めません。それが貧血状態です。そのままではまずいので、少しでも多くの酸素を体内に送り出そうと心臓や肺が無理して激しく働き、動悸などの症状が起こるというわけ。

では、どうして鉄分が不足するのでしょう？　ひとつは摂取量が少ない場合。偏食や過激なダイエットによる欠食や減食、鉄分を含まないものばかりを食べるなどで栄養バランスが乱れたときに起こります。もうひとつは排出量が多い場合。女性は生理の出血で体外に鉄分が流出するので、鉄不足になりがち。また、子宮筋腫や子宮内膜症などの婦人科系のトラブルが原因で出血量が増えると、さらに大量に鉄分は排出されてしまいます。

鉄分を補給しても治らない貧血

貧血MEMO

- 溶血性貧血では、赤血球の寿命が極端に短い。
- 再生不良性貧血は、赤血球、白血球や血小板が作れずに起こる。
- 悪性貧血は、ビタミンB_{12}あるいは葉酸の不足が原因。

●溶血性貧血

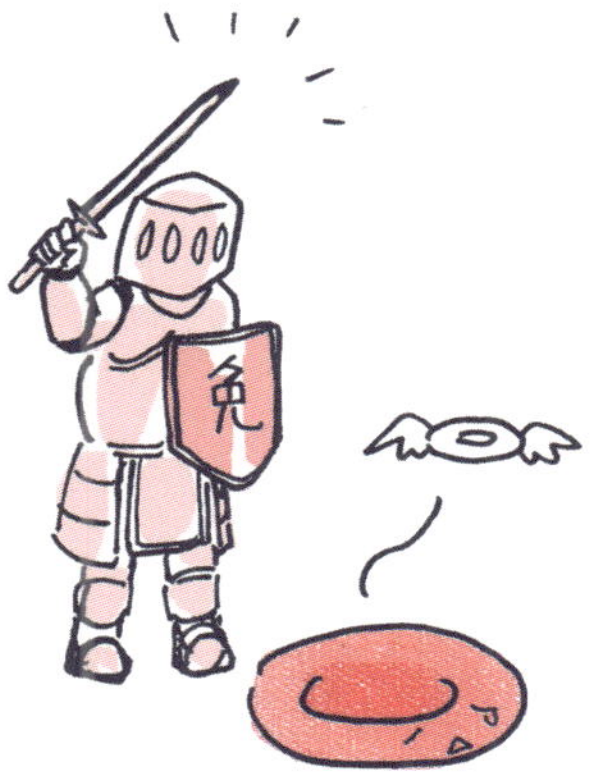

普通の人よりも赤血球の寿命が短く、赤血球が減ることで起こる。自己抗体が赤血球を壊してしまったり、遺伝子異常で壊れやすくなったり原因はさまざま

●再生不良性貧血

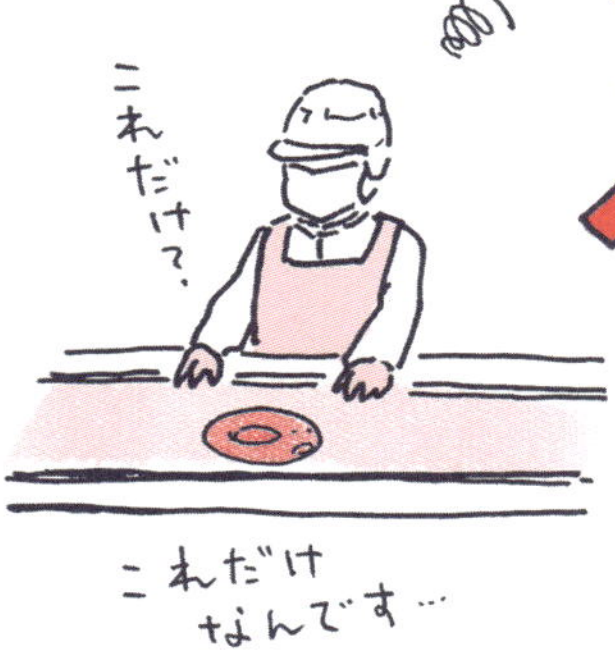
これだけ？
これだけなんです…

骨髄の機能の低下などによって、血液を構成する赤血球や白血球、血小板を作ることができないため、貧血に。原因不明のことも多く、難病指定されている

●悪性貧血

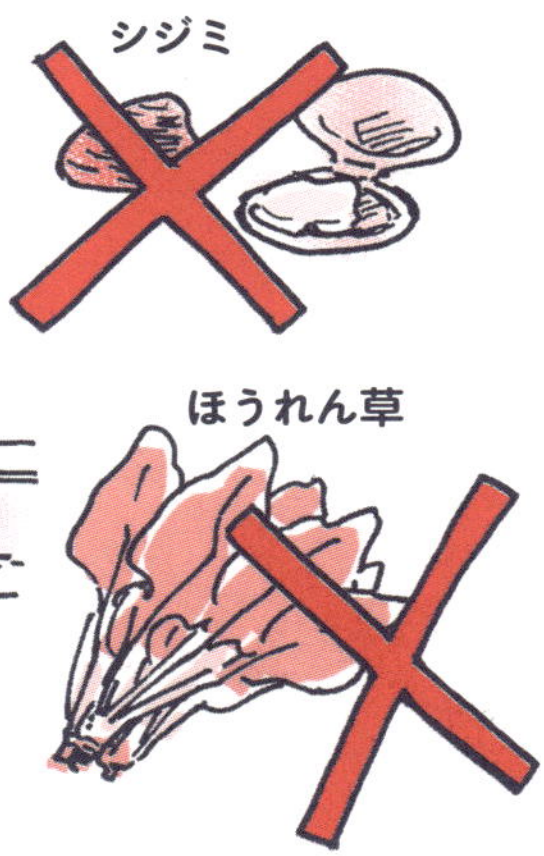
シジミ
ほうれん草

赤血球の材料となるビタミンB_{12}や葉酸が不足することによって起こる。足りない栄養素を食べ物などで補給することで改善する

ベジタリアンはご用心、ビタミンB_{12}不足の悪性貧血

鉄不足以外で起こる貧血には、溶血性貧血、再生不良性貧血、悪性貧血などがあります。どの貧血も鉄欠乏性貧血に比べたら圧倒的に罹患率は低いのですが、一度くらいは耳にしたことがありませんか。

溶血性貧血は赤血球が壊れていく病気で、鉄分を補給しても治りません。赤血球は約120日サイクルで生まれ変わるのですが、その寿命が15～20日以下と極端に短くなって新しい赤血球の製造が追いつかず、赤血球が激減して起こる貧血です。

難病指定の再生不良性貧血は、血液成分の赤血球に加え、白血球や血小板も十分に作れず起こります。原因がはっきりわからないケースも多く、血を造る骨髄の機能が低下するせいだと考えられています。重症になると輸血や骨髄移植が必要になることも。

悪性貧血は赤血球を作り出すのに必要なビタミンB_{12}あるいは葉酸が不足して起こる貧血です。鉄欠乏性貧血と同じ方法論で、足りないビタミンB_{12}、葉酸を補給すればよくなります。ビタミンB_{12}は動物性たんぱく質や藻類などに含まれるので、ベジタリアンやマクロビアンは気をつけたいものです。

鉄には現役と控えの2パターンあり

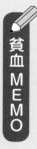

貧血MEMO

● 体内の鉄には血清鉄と貯蔵鉄の2種類がある。

● 血清鉄はヘモグロビンに含まれる、現役の酸素運び屋。

● 貯蔵鉄はフェリチンに含まれ、緊急事態に備えてスタンバイ。

かくれ貧血の状況を野球に例えると……

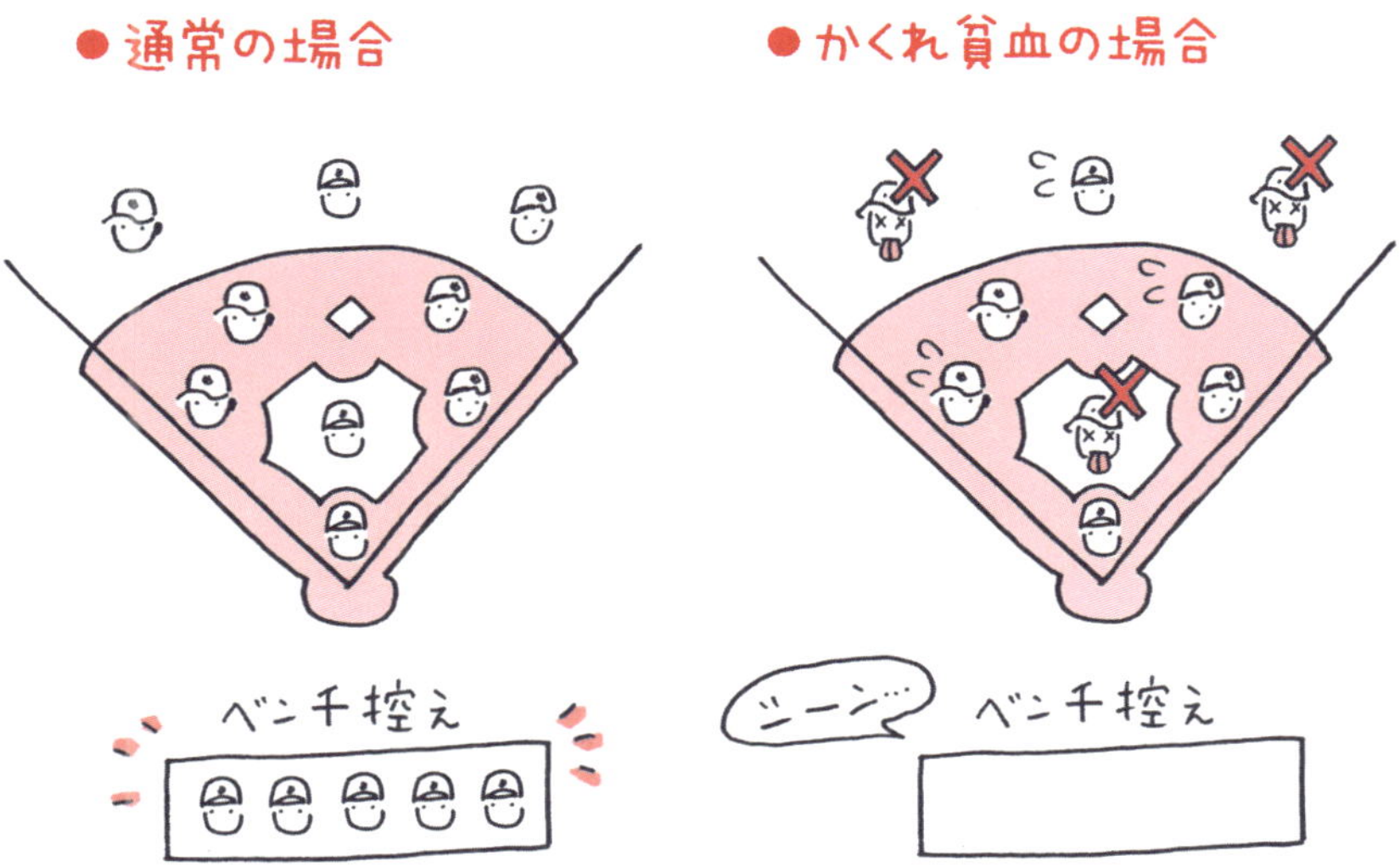

健康な人は、現役選手である血清鉄も控え選手である貯蔵鉄も充実しているため、不測の事態があってもすぐに対応ができる体制

かくれ貧血の人の場合、一見するとスターティングメンバーがそろっているように見えるが、控えがいないため、選手交代ができないギリギリの状態

フェリチン値が低いと、かくれ貧血の可能性あり

体内には3〜4ｇの鉄があります。その鉄は血清鉄と貯蔵鉄の2パターンに分かれ、それぞれ別の場所に別の意図で存在しています。全体の⅔ほどの鉄は赤血球中のヘモグロビンに含まれる血清鉄で、現役の酸素運び屋として活躍中。残りの⅓ほどは主に肝臓などにフェリチンとして蓄えられる、控え選手の貯蔵鉄です。鉄分補給にレバー（肝臓）を多く食べるといいというのは、レバーに含まれる貯蔵鉄を食べることなのです。

血液中のヘモグロビンに必要量の血清鉄が常に供給されていないと、酸素不足になって生きていけなくなります。そこで鉄不足が起こると、フェリチンに含まれる貯蔵鉄が血液中に放出され、一時的に鉄分不足を補うように仕組まれているのです。

血液検査でヘモグロビンとフェリチンの数値を調べると、両方とも低いだけでなく、ヘモグロビンは正常範囲内なのにフェリチンは低いという場合もあります。これがかくれ貧血です。オトナ女子世代にはかくれ貧血もけっこう多いと考えられますので、あなたのフェリチン値、ぜひ一度調べてチェックしてみてください。

要注意！妊婦は貧血になりやすい

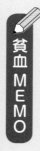

貧血 MEMO

- 日本では妊婦の30〜40%が貧血。
- 鉄欠乏性貧血だけでなく、悪性貧血になることもある。
- 貧血ママからは、未熟児や低体重児が生まれる可能性が高い。

妊婦の10人に3〜4人が貧血！

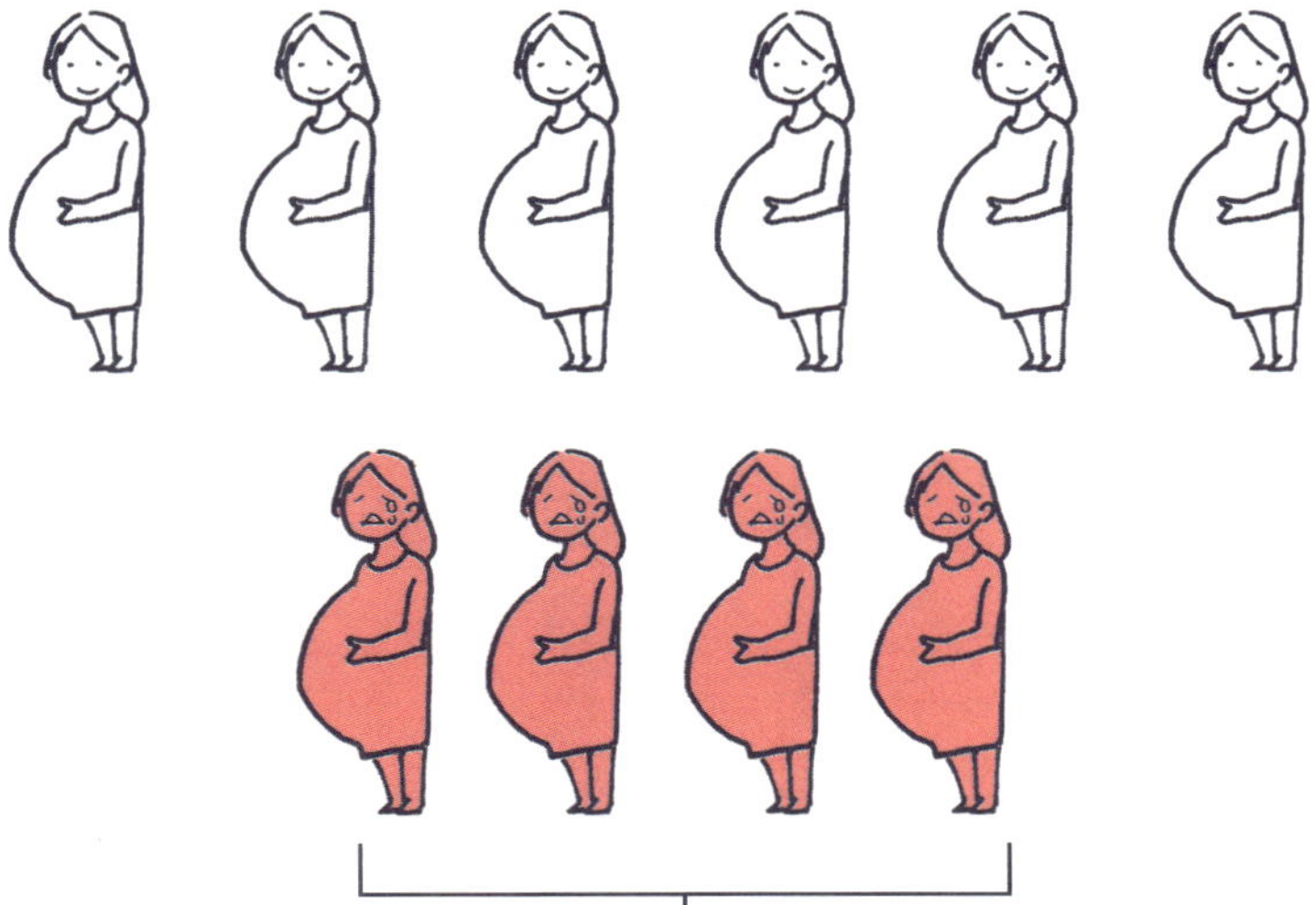

日本の妊婦の貧血の割合は高すぎる！

お腹の赤ちゃんに酸素や栄養を送るため、大量の血液を必要とする妊婦は貧血になりやすい。そこに、将来妊婦となるオトナ女子たちがそもそも貧血をもっていると、その度合はますます悪化してしまう

将来の妊娠・出産に備えて、貧血対策はぬかりなく

日本では妊婦の30〜40％が貧血という驚くべき数字です。これはほかの先進国とは比較にならないほど悪い数字で、どちらかといえば発展途上国の56％に寄っています。それほど貧血対策が遅れているのです。

お腹の中にいる赤ちゃんは、ママの血液から栄養と酸素をもらって成長します。母体内にある鉄分は優先的に赤ちゃんに与えられるので、どうしても妊婦は貧血になりがちです。妊婦にはより多くの血液、あらゆる栄養素が必要ですが、つわりで吐き気がひどくなると食事が十分にとれず、その結果、貧血を引き起こしてしまうのです。妊婦の貧血のほとんどは鉄分が不足する鉄欠乏性貧血ですが、まれにビタミンB_{12}あるいは葉酸の不足で起こる悪性貧血にかかることもあります。

ママが貧血になると本人がつらいのはもちろん、赤ちゃんに十分な栄養や酸素を運べなくなり、未熟児や低体重児として生まれる可能性が高くなります。妊娠中はもちろん妊娠する前から、手遅れとならないためにも、貧血に対する感受性を高めて、貧血対策をしておくことはオトナ女子のたしなみなのです！

病院の最新治療を知りたい

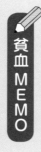

貧血MEMO

● 医師が処方した鉄剤を服用する。

● 鉄剤の内服以外に、静脈注射や点滴治療もある。

● どちらの場合も定期的に血液検査を行う。

体調とも相談しながら治療を

●基本は鉄剤の処方

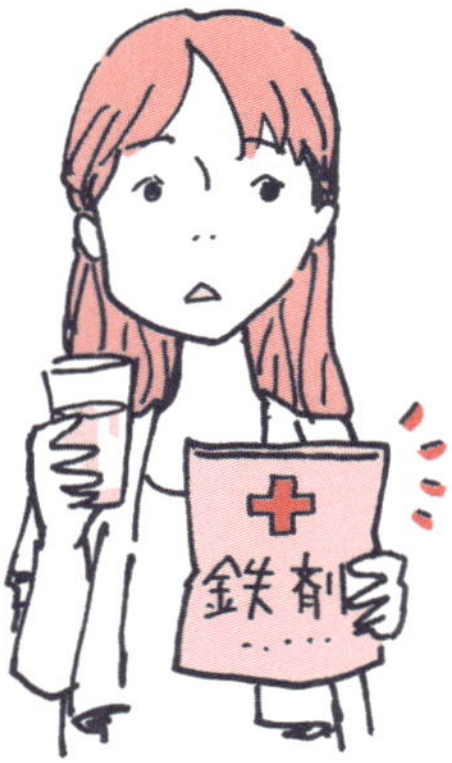

鉄欠乏性貧血の場合、基本の治療は鉄剤を飲むこと。ただし、即効性があるものではなく、飲み始めてから半年ほど治療を続ける必要がある

●注射や点滴になるケースも

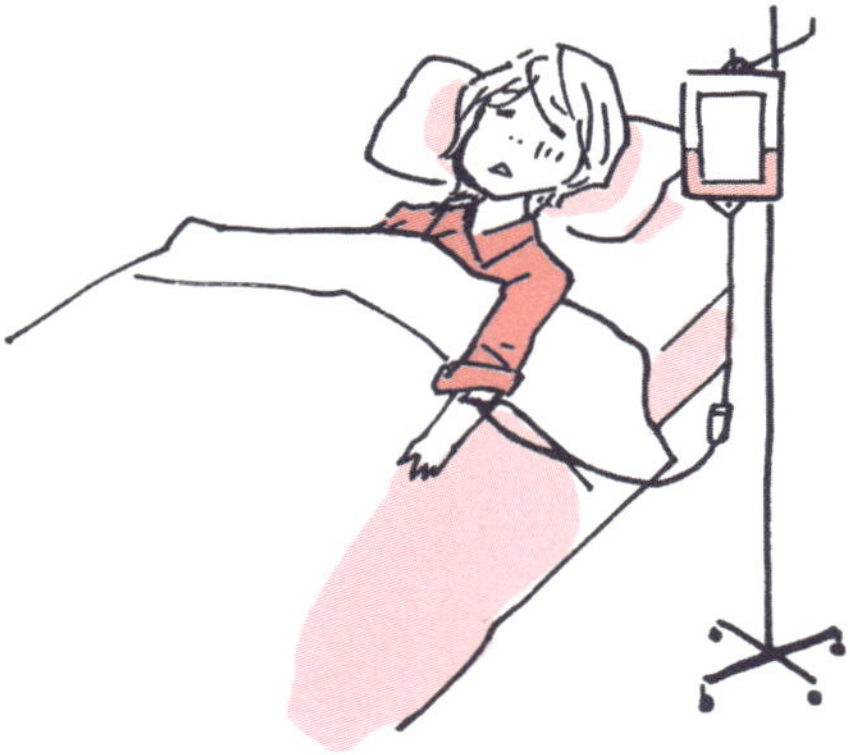

重度の貧血で急を要する場合や錠剤が合わない人は、注射や点滴によって直接血管内に鉄を入れる。錠剤よりも短期間で変化が見込まれるが、通院回数は多くなる

⚠ 薬の影響で便が黒くなることがあるが、体内で吸収されずに残った鉄分が便として出ているので問題はない。

鉄剤の服用は半年が目安。静脈注射や点滴での治療も可

貧血の治療は一にも二にも食事療法ですが、鉄分たっぷりの食生活を実践してもなかなか改善しなかったり、ヘモグロビン濃度が6、5、4と重度の貧血だったりすると、医師が処方した鉄剤を飲むことになります。そして、定期的に血液検査を行ってヘモグロビン値やフェリチン値などを確認していきます。

鉄剤の服用は、基本的には毎日1～2回。スタートしてから1週間程度で赤血球が増え始め、3～4カ月で貧血は改善されますが、体全体の鉄不足を改善するためには貯蔵鉄のフェリチンを満杯にする必要があるので、半年ほどの服用が必要になってきます。つらい症状がおさまったからと途中で自分で勝手に服用を中止すると、すぐに再発します。コツコツ治療を続けることが、結局は貧血と手を切るいちばんの近道です。

処方される鉄剤には数種類あり、代表的な経口薬は「フェロミア」や「フェロ・グラデュメット」、静脈注射や点滴には「フェジン」などを使います。基本の治療は錠剤の服用ですが、吐き気や便秘などの副作用がつらくてうまく飲めない場合や、緊急の場合には、静脈注射や点滴治療で鉄の補充を行います。

鉄剤との上手な付き合い方

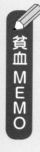

貧血MEMO

- 吐き気やむかつき、便秘や下痢などの副作用がある場合も。
- つらければ食前の空腹時ではなく、食中や食後に飲んでみる。
- どうしても合わなければ、別の鉄剤に切り替えることも視野に。

鉄剤で胃がムカムカする場合は……

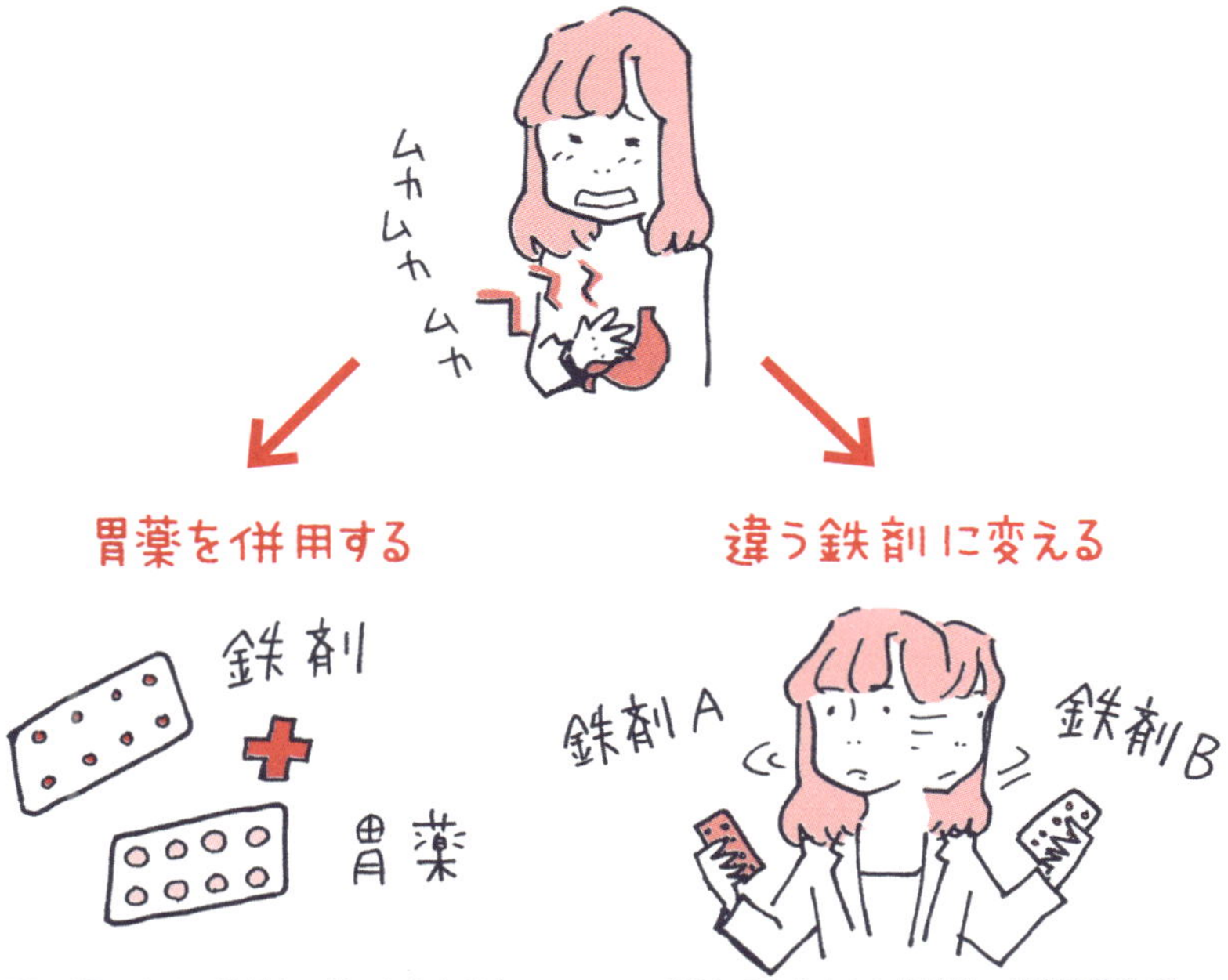
ムカムカムカ
胃薬を併用する
違う鉄剤に変える
鉄剤
胃薬
鉄剤A
鉄剤B

胃腸が弱い人は、鉄剤と一緒にあらかじめ胃薬を出してもらうか、胃に負担をかけにくい食中や食後に服用できないか、医師に相談してみるのも手

どうしても合わない場合は、鉄剤を変えてもらう相談を医師にしてみよう。どちらにせよ、自己判断せず、自分の現状を説明しながら、医師の判断を仰ごう

あまり評判がよろしくない鉄剤。医師に相談してベストな選択を

鉄剤での治療がスタートしたら、半年近くはじっくりとお付き合いすることになります。貧血女子の心強い味方である鉄剤ですが、実は胃腸の粘膜を刺激するため、あまり評判がよろしくありません……。吐き気やむかつきのほか、便秘や下痢などの副作用が出るケースも多く、これではQOL（生活の質）を大きく下げてしまいます。続けて服用していくことで慣れにより改善される人もいますが、「気持ち悪くて、とても飲み続けられません」という患者さんの切実な訴えはよく耳にしています。

　とはいえ鉄剤とはうまく付き合っていかなければなりません。一般的に鉄剤は吸収率を高めるために空腹時に飲むように指示されますが、それが胃腸を刺激する一因にもなるので、副作用が出たら食後や食中に服用するようにしてもいいでしょう。胃腸薬の併用もひとつの手です。また、服用する鉄剤の量を少なくしてみたり、別の鉄剤に変更してみたり。対策はいくつかあるので、鉄剤の内服がつらいようなら自己判断で止めたりせず、医師に相談しながら、あなたに合うベストな方法を探し出してください。

貧血の裏に大きな病気が隠れているかも!?

貧血MEMO

- 生理の出血量が多いのは、子宮筋腫や子宮内膜症など婦人病のせいかも。
- 潰瘍やがんなど消化器系の病気で、慢性的に出血しているのかも。
- 腫瘍からの急激な出血で貧血になり、倒れてしまうことも。

なにが原因で貧血が起こっているのかを知ろう

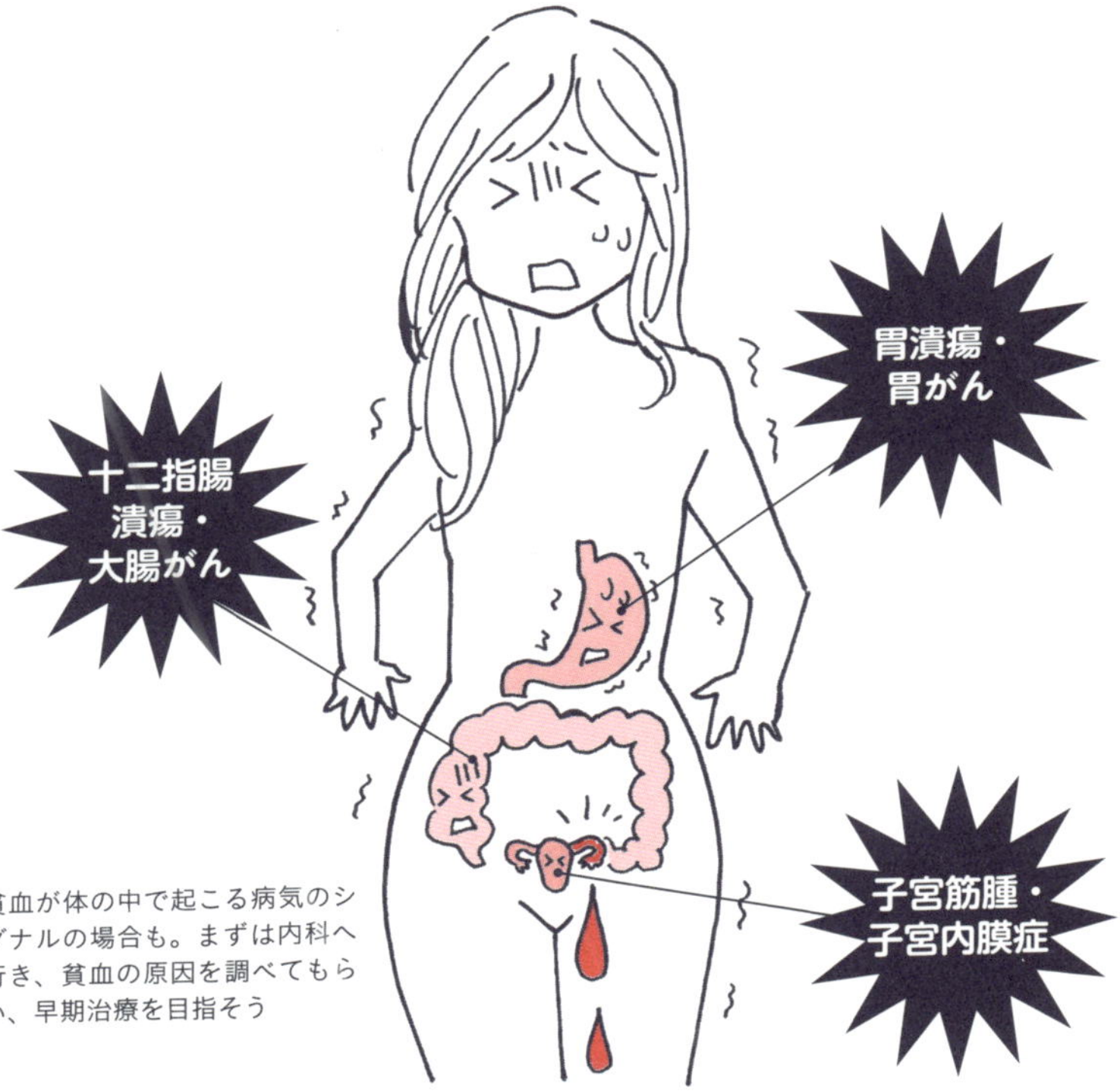

貧血が体の中で起こる病気のシグナルの場合も。まずは内科へ行き、貧血の原因を調べてもらい、早期治療を目指そう

健康診断で貧血がわかったら、必ず病院で診察してもらうこと

貧血の治療とともに大切なのは、その原因を調べることです。貧血になる原因のひとつは出血過多。オトナ女子ならすぐに生理の出血を思い浮かべるでしょう。生理の量がすごく多くて貧血になっている場合、子宮内にできた腫瘍などによって出血量が増えてしまう子宮筋腫や子宮内膜症などの婦人病が考えられます。

一方でまれにですが、胃潰瘍や十二指腸潰瘍、胃がんや大腸がんが原因の慢性的な出血でじわじわと貧血が進行し、二次的な貧血に陥っていることも。特に消化器系の出血は自分ではなかなか気づきにくく、貧血で診察したらがんが見つかったということも少なくありません。消化器系の病気のほかにも、腎臓や肝臓、甲状腺の病気、感染症などが出血の原因になることもあります。

また、卵巣、胃や腸などの腫瘍から急激にたくさん出血して、あっという間に貧血になって倒れてしまうということもあります。

貧血の裏に重大な病気が隠れているかもしれません。見逃すのはとても危険です。健康診断で貧血がわかったら、まずは病院で医師の診察を受けることをおすすめします。

● 本書で紹介しているものの効果の現れ方については、体質などによる個人差があります。
万が一これらの方法で不快な症状が現れた場合は、ただちに中止してください

● 妊娠中、妊娠していると思われる方、高齢者、特定の疾患をお持ちの方、
何かの治療を受けている方は医師へ相談してください

著　濱木珠恵

1997年、北海道大学医学部卒業。医療法人社団鉄医会ナビタスクリニック新宿院長。国際医療センターにて研修後、虎の門病院、国立がんセンター中央病院にて造血幹細胞移植の臨床研究に従事。都立府中病院、都立墨東病院にて血液疾患の治療に従事したあと、2012年9月より現職。専門は内科、血液内科。自身も貧血であった経験を活かし、クリニックでは貧血外来や女性内科などで女性の健康をサポートしている

装丁デザイン／塙 美奈（ME&MIRACO）
本文デザイン／谷 由紀恵
イラスト／大崎メグミ
編集協力／本村範子
校正／株式会社ぷれす
編集担当／松本千鶴（主婦の友インフォス）

参考文献

『貧血大国・日本』山本佳奈 / 光文社
『オトナ女子の不調をなくすカラダにいいこと大全』小池弘人監修 / サンクチュアリ出版
『オトナ女子のための食べ方図鑑』森拓郎 / ワニブックス
『頭痛女子バイブル』五十嵐久佳監修 / 世界文化社
『血流がすべて解決する』堀江昭佳 / サンマーク出版
『女30代からのなんだかわからない体の不調を治す本』松村圭子 / 東京書店 ほか

ドラキュラ女子《じょし》のための貧血《ひんけつ》ケア手帖《てちょう》

平成29年7月20日　第1刷発行

著　者　濱木珠恵《はまきたまえ》
発行者　安藤隆啓
発行所　株式会社主婦の友インフォス
　〒101-0052　東京都千代田区神田小川町 3-3　☎ 03-3295-9575（編集）
発売元　株式会社主婦の友社
　〒101-8911　東京都千代田区神田駿河台 2-9　☎ 03-5280-7551（販売）
印刷所　大日本印刷株式会社

ISBN978-4-07-421552-2